TOPOGRAPHIE MÉDICALE

DE LA

Ville de Saint-Claude.

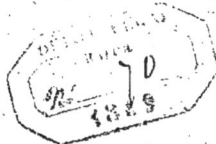

TOPOGRAPHIE

MÉDICALE

DE LA

VILLE DE SAINT-CLAUDE

PAR

I. Ph. E. GUICHARD

à Saint-Claude (Jura)

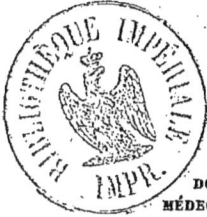

DOCTEUR DE LA FACULTÉ DE MÉDECINE DE PARIS,
MÉDECIN EN CHEF DE L'HÔPITAL, DE LA MAISON D'ARRÊT
ET DES ÉPIDÉMIES DE L'ARRONDISSEMENT,
MEMBRE DU CONSEIL D'HYGIÈNE ET DE SALUBRITÉ PUBLIQUE,
LAURÉAT DE L'ACADÉMIE DE MÉDECINE DE PARIS
(MÉDAILLES D'ARGENT 1820, DE BRONZE 1864, SERVICE DES ÉPIDÉMIES).

Chaque localité doit être étudiée en elle-même.
(De la Météorologie, dans ses rapports avec la nature de l'homme). Dr FOISSAC.

La nature et les formes des hommes, leurs maladies, tiennent en grande partie de la nature de leur pays. HIPPOCRATE.
(Livre de l'air, des eaux, des lieux).

SAINT-CLAUDE
Imprimerie de veuve Énard.

1869

QUELQUES MOTS

AVANT DE COMMENCER.

———⋙⋘———

Peu après le commencement de mes études en Médecine, j'avais choisi pour sujet de ma thèse, présentée et soutenue le 19 décembre 1819, quelques considérations générales sur les Montagnes du Jura; et en conséquence entrepris quelques recherches à ce sujet, qui m'intéressait d'autant plus que ces Montagnes sont le lieu de ma naissance et où mon père a exercé pendant cinquante ans l'art de guérir.

Lors de mon installation à Septmoncel, en 1820, et à Saint-Claude, en 1833, je considérai, comme un de mes premiers devoirs, d'étudier le pays où j'étais appelé à pratiquer. J'ai amassé quelques matériaux; j'utilise aujourd'hui ceux qui peuvent servir à la topographie médicale de la ville de Saint-Claude.

La topographie médicale d'un pays, d'une ville, est l'étude des conditions hygiéniques dans lesquelles naît et se développe une population; elle n'a pas seulement de l'intérêt pour cette ville même, elle fournit encore des indications qui, mises en regard de faits observés ailleurs, ouvrent des horizons nouveaux à cette étude dont l'importance a été signalée par Hippocrate qui, le premier, nous a laissé, sur ce sujet, des travaux immortels, comme le nom de leur auteur.

Dans chaque ville, on rencontre des situations créées par la nature ou par l'art, lesquelles, étudiées au point de vue de l'hygiène, peuvent fournir des exemples à suivre ou des écueils à éviter.

Comme il n'existe, à ce jour, aucun travail de ce genre, que je connaisse, sur la ville de Saint-Claude, j'ai cru pouvoir être utile en donnant des renseignements, des notions dues à des observations météorologiques médicales journellement faites.

Je n'ai nullement la prétention de faire une œuvre

irréprochable, en résumant la constitution médicale de la ville de Saint-Claude : mon but a été, en cherchant à connaître les causes pathogéniques de cette localité, d'étudier comparativement l'empire qu'exercent sur l'homme les nombreuses influences dont il est entouré, que ces influences proviennent du sol, de l'air, des eaux, de la chaleur, des végétaux, etc.

Les lois de l'hygiène varient tout naturellement, suivant les climats et surtout selon les localités ; l'altitude d'une ville, les sites qui l'environnent, son étendue, le percement de ses rues, leur largeur, la hauteur des maisons, la salubrité des logements, sont autant de considérations dont il faut tenir grand compte.

L'utilité de mon travail n'a pas besoin, ce me semble, d'être justifiée ; pas plus que les avantages qui résulteraient de l'application d'études de ce genre à toutes les villes de France.

Une série de topographies médicales des différentes contrées ou villes permettrait de prévoir les maladies, peut-être même de les prévenir, et serait assurément d'un secours très-puissant et très-heureux pour l'établissement si désiré d'une bonne et exacte constitution médicale de l'Empire.

Les Médecins, surtout les jeunes et ceux qui s'établissent nouvellement dans une localité urbaine ou

rurale, trouveraient un plan de pratique tout tracé et
ils n'auraient plus qu'à s'occuper de son développement, selon leur zèle et leur capacité.

Le plan de mon travail est très-simple : après
avoir indiqué la position géographique de la ville,
j'en fais l'historique sommaire, depuis sa fondation,
son développement jusqu'à nos jours ; j'étudie son
sol, ses eaux, ses richesses botaniques, etc., etc.

J'ai emprunté au Conseil de révision les renseignements propres à m'éclairer sur la constitution
physiologique et pathologique des habitants du canton et à faire ressortir les différences appréciables
qui existent entre les habitants livrés aux travaux des
champs et ceux qui sont occupés dans les ateliers.

J'examine, au point de vue de l'hygiène, la disposition, la construction des habitations, des rues, l'entretien, la propreté de la voie publique et les divers
quartiers de la ville qui ont besoin d'être étudiés
séparément. Les égouts, les établissements insalubres, les vidanges, l'éclairage public, le chauffage,
sont étudiés au même point de vue, ainsi que les
monuments dans leur rapport avec l'hygiène et publique et privée.

La météorologie de Saint-Claude, pendant une
période de dix ans, m'a paru mériter une attention
sérieuse et particulière; je n'ai pu profiter d'aucun

document antérieur : elle laissera donc beaucoup à
désirer pour aider à son perfectionnement.

Je termine par l'exposé des maladies endémiques,
épidémiques, par quelques considérations sur la variole et la vaccine et par l'examen des maladies sporadiques les plus communes à Saint-Claude.

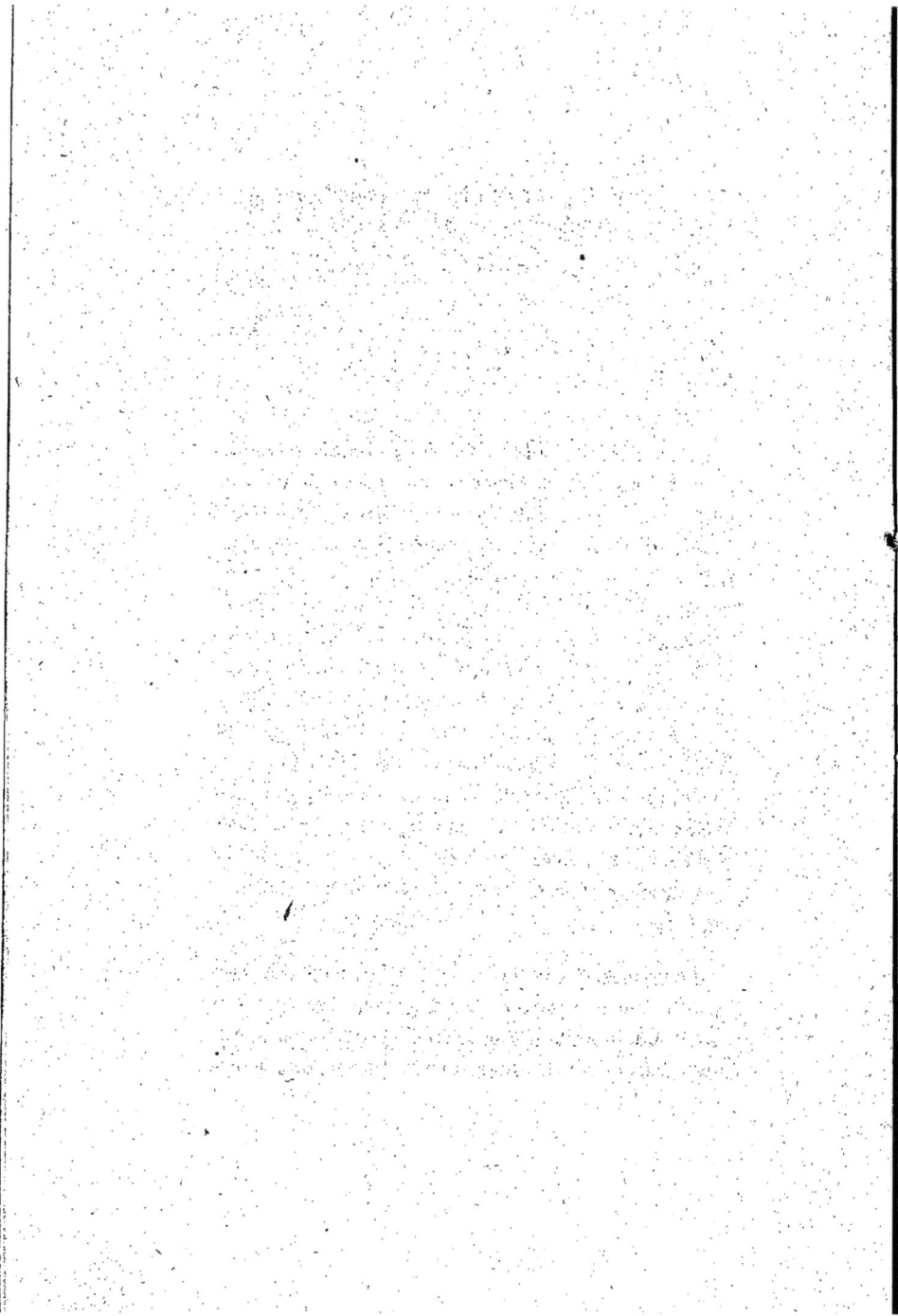

SAINT-CLAUDE

(VILLE).

POSITION GÉOGRAPHIQUE. — A l'extrémité orientale de la France et du département du Jura, s'élève la ville de Saint-Claude, d'abord Désert de Condat Condat des Anciens, puis Condat-Montagne pendant la Révolution. Elle se trouve placée au 46°, 23', 18" de latitude, et 3", 34', 50" de longitude-Est du Méridien de Paris. Son altitude au-dessus du niveau de la mer est de 400 mètres, sur la place Saint-Pierre, devant la Cathédrale; prise au pied du pont du faubourg Marcel, elle n'est que de 310 mètres. Assise au confluent de deux rivières, la Bienne et le Tacon, la ville de Saint-Claude est remarquable par sa situation au milieu des montagnes d'une hauteur remarquable, par la spécialité de son industrie, la tournerie, connue du monde entier, et par son paysage très-varié et plein de charmes.

HISTORIQUE. — Saint-Claude (la ville), prit naissance au 5ᵉ siècle de notre ère, à la dissolution de l'Empire Romain, époque à laquelle la vie monastique envahit la société presque entière. Elle ne fut d'abord

qu'un simple ermitage. Le premier anachorète qui
l'habita s'appelait Romain, né à Isernore, en Bugey.
Ce saint homme fut le fondateur d'une abbaye célèbre
qui défricha et encouragea le défrichement des sauvages déserts du Jura. Les Rois dotèrent cette abbaye
et la soutinrent de leur puissance : leurs dons bien-
veillants ou intéressés, les offrandes des fidèles, en
firent plus tard un Etat indépendant qui eut sa justice,
des soldats et des balanciers pour sa monnaie.

Sous le quatrième des successeurs de saint Romain, ayant nom Oyand (*Eugendus*), lequel substi-
tua la vie cénobitique à la vie de simple anachorète, l'abbaye changea le nom de Condat en celui de
Saint-Oyand-de-Joux (*Jugum*); mais, la ville, qui
déjà commençait à s'établir, conserva la dénomination que lui donnait sa position, au confluent de
ses deux rivières.

Le nom actuel de « Saint-Claude » est celui d'un
des abbés, deuxième du nom, archevêque de Besançon, né à Bracon, près Salins, mort en 696, en
odeur de sainteté, et dont les reliques attirèrent, plus
tard, vers cet établissement, devenu l'un des plus fameux des Gaules par ses écoles et ses privilèges,
tant de vœux, tant de pèlerins de tous les rangs, de
tous les états.

Les franchises dont la ville a joui jusqu'en 1789
datent de cette époque (6ᵉ siècle).

La ville ne fut jamais soumise à la féodalité, ni à
la main-morte personnelle qui était poussée au der-

nier degré d'oppression dans ce qu'on appelait alors
la terre de Saint-Claude. En effet, le chef du monas-
tère dont les abbés furent souvent de race royale,
exerçait un pouvoir souverain et touchait des droits
régaliens considérables, que Philippe-le-Bon, comme
on le sait, fut obligé de réduire par lettres-patentes
datées de Lille-en-Flandre, le 14 mars 1436. Ce ne
fut qu'en 1773 que disparut, dans cette abbaye, le
droit royal de vie ou de mort.

Le Corps municipal de Saint-Claude, de temps
immémorial, a exercé la police et réprimé les délits
commis dans la ville. L'abbé Pierre-de-la-Baume,
que l'histoire cite comme un des meilleurs directeurs
de l'abbaye, consentit, en 1553, à ce que cet usage
se continuât dans la grande judicature, où les éche-
vins du magistrat étaient juges criminels ; mais
Louis XIV exigea que ces hautes fonctions fussent
attribuées au Parlement de Besançon.

Sous le règne de Louis XV, un collége royal fut
établi dans la ville de Saint-Claude par lettres-patentes
de 1736, et doté, en 1773, par MM. Joli et Beaudera,
prêtres.

En 1742, la ville fut érigée, par le Pape Benoit XII,
à la sollicitation du Roi, en Evêché, suffragant de
Lyon. Le premier évêque, Meallet De Fargues, dont
la mémoire est, sous tous les rapports, en grande
vénération dans le pays, enrichit notre hôpital que
des circonstances malheureuses dépouillèrent plus
tard de la presque totalité de ses ressources.

Louis XI vint deux fois à Saint-Claude : la première fois, en août 1446, la seconde, en 1482; il vint
alors pour remplir un vœu qu'avaient fait pour lui,
à *Monseigneur de Saint-Claude*, Philippe de Com-
mines et le comte de Bouchage, pour le rétablissement de sa santé. Il fit beaucoup de largesses à
l'abbaye, et à la ville, des présents en argent, pour ses
monuments et le rétablissement de ses remparts qui,
défendant la ville au midi, et fermant l'enceinte de
la place Saint-Oyand, appelée depuis place Louis XI,
et aujourd'hui Saut de la Pucelle, lui servaient et
lui servent encore de parapet, à une hauteur de plus
de 60 mètres.

Le fameux duc de Bourgogne, Charles dit le Té-
méraire, fils de Philippe-le-Bon, et rival contempo-
rain de Louis XI, vint aussi à Saint-Claude, après la
bataille de Morat : il y séjourna trois jours.

Quand le grand mouvement de 89 commença,
Saint-Claude y adhéra avec ardeur. Il y avait alors,
outre l'évêché et le Chapitre-cathédral, une collégiale
dévolue aux prêtres de la ville, un couvent de Capucins, un autre de Carmes déchaussés qui, ce dernier,
sous la prélature du deuxième évêque, Rohan-de-
Chabot, avait été, par arrêt du Conseil d'Etat, trans-
formé en un séminaire; un autre couvent de Religieuses dit des Annonciades, un Collége royal renté,
comme il a déjà été dit, un Hôpital renté, un Bureau
de charité également renté, et encore un Tribunal
civil et criminel, nommé alors grande judicature,

enfin une subdélégation de l'intendance de Franche-Comté que remplace, de nos jours, la Sous-Préfecture.

La ville passait alors pour une des villes de la province où l'on trouvait non-seulement le plus d'industrie, mais encore le plus de dispositions aux sciences, aux lettres et aux arts ; elle possédait une bibliothèque remarquable, à elle léguée par le savant abbé d'Angéville, grand-prieur de l'abbaye avant la sécularisation ; une Société académique, sous le nom de Lycée, venait d'être établie dans l'une des salles de l'hôtel-de-ville et chacun s'empressait d'y apporter son tribut, quand, le 17 juin 1799 (1er messidor, an viii), un terrible incendie, comme on n'en avait jamais vu dans nos pays, détruisit, en quelques heures et en plein jour, la vieille cité, alors déjà peuplée de 4,000 âmes. Cet incendie est cité comme le plus affreux spectacle qu'il soit possible de se représenter, soit par la rapidité avec laquelle la ville fut consumée, soit par l'importance de la perte que ce sinistre entraîna, en maisons, mobiliers et effets de commerce, le tout évalué à plus de dix millions.

Depuis cette journée néfaste, la ville, par la seule industrie qui lui donne la vie, s'est relevée gracieuse et élégante ; et c'est peut-être le seul moyen de se faire une idée juste des ressources que présentent le commerce et l'industrie, ces deux sources si abondantes de richesses ; c'est aujourd'hui une jolie ville, au confluent de deux rivières : elle est, on peut le dire sans vanité, une des plus pittoresques, non-seulement du Jura, mais encore de toutes les régions montagneuses de la France.

SITUATION. — Si la première condition de salubrité d'une ville est d'être bien située. Saint-Claude, qui se trouve au milieu de montagnes qui s'entrechoquent et semblent se confondre, laisse peu à désirer à cet égard. La partie élevée est admirablement ventilée ; mais, je le dis avec regret, son faubourg Marcel, d'une altitude moindre, sur la rive gauche de la rivière et rapproché de la montagne, puis privé de tout soleil pendant deux mois et demi de l'année, offre tous les inconvénients de la saturation de l'air par l'humidité.

Le sol sur lequel la ville repose est d'une perméabilité parfaite : les stratifications calcaires, argileuses en font la base. C'est dans les flancs entrouverts des montagnes, dont la direction est du Nord au Sud, qu'on reconnaît que la pierre qui forme la masse des rochers est d'un grain, d'une couleur, d'une dureté très-variables ; elle renferme une multitude de débris marins, des quarts isolés : des géodes de différentes nature ne sont pas rares dans ce sol.

La ville de Saint-Claude, abritée contre l'action directe des vents du Nord par une des montagnes qui la dominent, jouit d'un climat de transition où le froid de l'hiver, non plus que les chaleurs de l'été, n'atteignent qu'exceptionnellement un degré

très-élevé ou très-bas. Elle forme les trois quarts
d'un cercle méridional du Sud-Ouest au Nord-Est,
cercle coupé par plusieurs ponts et routes qui viennent y aboutir; les deux rivières qui la cernent, pour
ainsi dire, reçoivent plusieurs affluents qui lui as-
surent un large renouvellement d'air.

TERRITOIRE. — Son territoire, dont la configuration
est difficile à saisir et à représenter fidèlement, d'une
superficie irrégulière dans ses contours, d'une altitude de plus de 1,000 mètres dans une de ses extrémités, et de 296 mètres à l'autre, de 25 kilomètres
d'étendue, se compose de Haut-Crêt, hameau où l'hiver est presque perpétuel, des fermes du Mont, des
hameaux de Vaucluse, des Avignonets, des Perrières,
du hameau d'Etables et de plusieurs villas jusqu'au
Lizon, où le printemps, toujours doux et assez pré-
coce, permet de faire les récoltes d'aussi bonne heure
que dans le Lyonnais, souvent même plus tôt.

Toutes les parties de ce territoire sont reliées entre
elles par plusieurs routes départementales, par des
chemins vicinaux d'intérêt commun et par plusieurs
ponts dont un est suspendu, l'un des plus beaux de
France, et l'autre, récemment construit en pierres
dures, est remarquable par sa solidité et son développement.

Je ne puis mieux faire que de transcrire ici la
description fidèle qui en a été faite par un écrivain
de la localité — C. D. — sous ce titre :

Une des curiosités de Saint-Claude.

Les deux grands ponts.

« Le premier, au Sud-Ouest de la ville, — est en
« fils de fer, audacieusement lancé d'un rocher à un
« autre, et suspendu sur un large abîme d'une pro-
« fondeur de 53 mètres (159 pieds), au fond duquel
« coule le Tacon.

« Le tablier a 150 mètres de longueur. Lorsqu'en
« traversant ce pont et qu'arrivé au milieu, on plonge
« le regard dans le vide que l'on a sous ses pas, on
« a grand'peine à se défendre du vertige !

« Le second — au Nord-Ouest, en face de la jolie
« promenade du Truchet, — est en pierres dures et
« tout récemment construit. Il relie très-heureuse-
« ment les deux rives escarpées de la Bienne et
« établit, entre elles, sur un long parcours, une
« communication aussi agréable que commode et
« facile.

« De près, on en admire l'élévation au-dessus de
« l'eau, la masse et la solidité : sous ce triple rapport,
« c'est un vrai travail de Romains. Vu de loin et à
« bonne portée, il a les belles proportions, la légè-
« reté, l'élégance et la grâce de ces monuments, si
« justement vantés, de la Grèce antique : celui-là bra-
« vera impunément les injures des siècles !

« L'autre, — un tour de force périlleux, une *vail-
« lance !* — semblable à quelques fils, à une mince
« toile d'araignée à demi-tendue, oscillant et se ba-
« lançant dans l'espace au gré des vents ou du poids

« qui le presse et le fatigue, est une très-sérieuse et
« continuelle menace qui, tôt ou tard et fatalement,
« hélas!.... La pensée recule épouvantée.... »

Tout est curieux sur ce territoire pour l'étranger
qui le parcourt ; il tombe d'extase en extase au milieu
de ces sites si variés, si pittoresques et de ces jardins
anglais naturels qui subitement s'offrent à sa vue et
ont fait donner, à juste titre, à ce petit coin de terre,
le surnom d'*Ecosse française*. On voit partout la plus
petite parcelle de terre soigneusement recherchée et
plus soigneusement encore cultivée, sur les sommets
même les plus escarpés, comme dans les endroits les
plus profonds. On y rencontre, à chaque pas, des
exemples bien significatifs de ce que peut, en face
des sévérités de la nature, le travail intelligent de
l'homme, énergiquement soutenu, pour rendre toute
terre productive.

Le terrain, tout rebelle qu'il est, n'est cependant
pas défavorable à la culture ; il ne produit, il est vrai,
que l'orge, l'avoine, la pomme de terre, le choux
dans la partie supérieure de la commune ; mais dans
la partie basse, on y fait, en miniature seulement,
toutes les récoltes des meilleurs pays : les fruits de
toutes espèces y réussissent et y arrivent à parfaite
maturité. Ils y sont délicieux à raison du grain de la
terre. Il y eut même jadis, à la côte pierreuse de
Chaumont (*Caldi montis*), aux portes de la ville et
par petits cantons, des ceps qui donnaient, selon
la tradition, des raisins assez doux pour satisfaire le

goût des connaisseurs : ce qui a laissé parmi nous
d'agréables et peut-être d'utiles souvenirs.

Dans la partie basse, le raisin, si ce n'est en année
pluvieuse et froide, y mûrit très-bien en treille, et
même le muscat blanc. Au reste, l'essai fait depuis
1840, au confin du territoire de la ville, à 5 kilomètres de cette dernière, sur les bords de la rivière
de Bienne, dans le joli vallon de Molinges, a très-
bien réussi : preuve certaine de succès futurs.

Les eaux des rivières qui arrosent le territoire de
la commune de Saint-Claude, celles, surtout, de leurs
affluents et de la plupart de nos sources, sont excellen-
tes pour l'agriculture, attendu qu'elles proviennent des
montagnes calcaires qu'elles pénètrent à une grande
profondeur à travers les fissures sans nombre qui s'y
trouvent. On les emploie, sur quelques points, où l'expérience a déjà appris qu'elles sont bonnes; elles pourraient l'être partout en mettant en pratique les simples principes élémentaires des irrigations. Les terres
s'approprieraient ainsi l'immense quantité d'engrais
que ces eaux emportent sans profit dans les rivières
où elles se jettent.

Les arbres fruitiers y sont très-rares, surtout ceux
de bonnes espèces. La plupart des habitations n'en
sont pas entourées, comme le sont celles de la plaine;
mais le peu d'aisance des habitants et l'éloignement
des pépinières en sont la cause, ainsi que le peu
d'étendue des terres. Il est cependant à remarquer
que, depuis quelques années, le goût des plantations

s'accroît et tend à se généraliser, grâce aux procédés ingénieux de quelques propriétaires aisés, éclairés, pleins de zèle, aidés par le Conseil d'arrondissement qui, dans sa bienveillance, vote, depuis quelque temps, des fonds pour l'achat d'arbres fruitiers de bonnes espèces, qu'il fait délivrer, à prix réduits, aux habitants qui en font la demande.

Les jardins, qui naguère étaient peu soignés, sont aujourd'hui aussi bien traités (en miniature, toutefois)! que dans les parties les plus fertiles de l'Empire. Les fleurs les plus rares et les plus recherchées, les arbustes les plus exigeants sous le rapport de la température y sont en plein succès, mais avec la peine et le soin de les bien abriter, comme le pays l'exige.

Botanique. — Sous le rapport de la botanique, peu de pays sont aussi bien favorisés que les environs de Saint-Claude et tout l'arrondissement. Les terres variées de la commune, de l'arrondissement, les latitudes diverses l'enrichissent de plantes nombreuses, dont l'étude et la connaissance sont une ressource contre l'ennui et une récréation fort agréable. Jean-Jacques Rousseau, en revoyant la pervenche dans la vallée de Montmorency, se croyait aux Charmettes et se consolait.

L'amateur, le botaniste, l'herboriste peuvent, pendant six à sept mois de l'année, faire une ample récolte sur nos montagnes, qui sont pour l'herboriste Vaudois (Suisse) un domaine très-productif qu'il

2

exploite presque sans concurrence. Quatre cents plantes sont connues dans nos montagnes, mais les variétés de chacune d'elles en élèvent le nombre à plusieurs milliers.

L'étude des plantes, en particulier, indique au Médecin, à l'homme, celles qui peuvent l'aider à combattre ses maladies; celles qui peuvent lui être nuisibles, comme elle fait connaître au cultivateur les plantes les plus utiles et les plus convenables au sol qu'il doit féconder par son travail.

Les travaux du docteur Guyétant, de Lons-le-Saunier, qui a publié une Flore jurassienne, ce que personne n'avait fait avant lui, peuvent fournir des renseignements qui manquent à mon exposé nécessairement très-succinct.

Mon intention n'est pas d'examiner tous les végétaux que la commune de Saint-Claude et l'arrondissement nourrissent, mais seulement d'énumérer ceux qui présentent le plus d'intérêt au point de vue de l'économie domestique et de la Médecine.

Commençant par les végétaux dicotylédonés, *grands arbres*, employés dans nos Montagnes au chauffage et aux objets d'art et de tournerie dont les habitants s'occupent d'une manière toute spéciale pour fournir à leur existence, quelquefois à leur bien-être, je me bornerai à dire que l'on trouve une grande variété de ces végétaux, arbres et arbustes, dont les principaux appartiennent à la famille des conifères J, le sapin proprement dit, *pinus picea* de Linnée, et l'épicéa *pinus abies*, connu dans le pays sous le nom de *Pesse fuve* ou *füe*. Le premier est le plus multiplié dans la partie occidentale de la haute région, et le second domine sur les chaînes orientales : ces deux espèces fournissent, comme le pin, des thérébentines, la poix dite de Bourgogne, et donnent les planches de sapin qui sont si utiles et font un des principaux, peut-être le premier élément de l'industrie de notre pays. Les jeunes pousses (ou bourgeons printaniers) ont été vantées comme celles de l'*abies picea* pour les affections scorbutiques et les bronchites, les catarrhes pulmonaires chroniques ; le génévrier, dont les fruits sont employés en Médecine ;

Dans le groupe des amentacées : le saule, le peuplier, le bouleau, l'aulne, la pariétaire ;

Dans la famille des capulifères, on trouve le hêtre, *fagus sylvaticus*, appelé communément *fayard, foyard ;* il est presque le seul arbre qui se rencontre parmi les espèces d'arbres résineux : le sapin et la pesse. Son feuillage, d'un vert tendre et gai, contraste agréablement avec le vert foncé du sapin ; il concourt dans nos Montagnes, où il est consommé en vert, à l'hivernage des animaux ;

Dans la famille des thérébentacées : le noyer, que l'on rencontre seulement dans la région inférieure de la commune, de l'arrondissement ; toutes ses parties exhalent une forte odeur qu'on prétend être nuisible à ceux qui dorment sous son ombre : assertion inexacte ; toutes sont anti-scrophuleuses ;

Dans la famille des jasminées : le frêne, très-commun dans nos montagnes ; ses feuilles sont laxatives. On a recommandé, dans ces derniers temps, contre la goutte et les rhumatismes, les feuilles de frêne en infusion théiforme ; mais l'expérience n'a encore rien dit de sûr à cet égard ;

Dans la famille des rosacées : le cerisier, le pommier, le poirier, le prunier, le sorbier, les différents rosiers, les framboisiers, le fraisier, la tormentille, la spirée ulmaire (ou reine des prés) ;

Dans la famille des euphorbiacées : le buis, dont la feuille est purgative ; l'aubépine, la bruyère, la mercuriale, l'euphorbe épurge dont le suc est très-âcre, et la graine, émétique et drastique ;

Dans la famille des tiliacées : le tilleul, dont le bois est très-recherché et dont les fleurs sont employées comme légèrement anti-spasmodiques ;

Dans la famille des labiées : la germandrée, la bugle, la sauge, les diverses variétés d'origan, l'ortie blanche, le lierre terrestre, la menthe poivrée ;

Dans la famille des synanthérées : le tussilage ou pas-d'âne, l'arnica montana, le pied-de-chat, la centaurée amère, la bardane, la matricaire camomille, l'armoise, la chicorée sauvage, le pissenlit, la camomille des champs ; les laitues sauvages, la vireuse et la cultivée ;

Dans la famille des apocynées : la pervenche, l'asclépiade dompte-venin ;

Dans la famille des thymélées : le garou ou sainbois, dont l'écorce est utile pour la préparation des pommades destinées à entretenir les vésicatoires ;

Dans la famille des borraginées : la grande consoude, la buglosse, la cynoglosse officinale, la pulmonaire commune ;

Dans la famille des gentianées : la petite centaurée, la gentiane jaune ;

Dans la famille des solanées : la morelle, la douce-amère, la jusquiame noire ;

Dans la famille des verbenacées : la verveine officinale ;

Dans la famille des polygonées : la bistorte et les différentes espèces de rumex ;

Dans la famille des scrophularinées : la véronique, le bouillon blanc, la scrophulaire, la digitale pourprée dont l'usage en médecine est bien connu ;

Dans la famille des glossulariées : diverses espèces de groseillers ;

Dans la famille des légumineuses ; un grand nombre d'espèces ;

Dans la famille des hypéricinées : le millepertuis ;

Dans la famille des malvacées : la guimauve, la mauve ;

Dans la famille des linées : diverses espèces de lin ;

Dans la famille des cariophylées : la saponaire ;

Dans la famille des vioraliées : la violette ;

Dans la famille des crucifères : le cresson de fontaine, la moutarde blanche, le raifort sauvage ;

Dans la famille des fumariacées : la fumeterre officinale ;

Dans la famille des papavéracées : le pavot coque-
licot, la grande chélidoine ;

Dans la famille des renonculacées : l'anémone,
l'aconit napel, la clématite des haies ou l'herbe aux
gueux ;

Dans la famille des rutacées : la rue fétide, *ruta
graveolens* ;

Dans la famille des dispacées : la scabieuse ;

Dans la famille des capriolées : le sureau ;

Dans la famille des ombellifères : l'angélique ar-
changélique, la ciguë officinale ;

Dans la famille des aristolochiées : l'aristoloche
clématite, que l'on peut substituer à la racine de ser-
pentaire de Virginie ; elle est tonique, amère et em-
menagogue ;

Dans la famille des labiées : le thym des Alpes,
le serpolet, *thymus serpillum*, deux espèces toniques,
stimulantes ;

Dans la famille des éricacées ou bruyères : l'airelle,
que l'on rencontre partout dans les bois, dont les
fruits sont de petites baies de la grosseur des mérises,
d'un noir violacé, d'une agréable acidité et rafraî-
chissantes.

Végétaux acotylédonés. — Les végétaux acotylédonés sont nombreux. Je me bornerai à dire que
l'on trouve une grande variété de mousses, de li-
chens, dont les principaux sont : le lichen d'Islande
dont on fait un fréquent usage en décoction ou sous
forme de gelée, de sirop ;

Dans la famille des champignons, je citerai l'espèce la plus commune, la morille, tout-à-fait inoffensive ; il en est d'autres fort dangereux et dont il faut toujours se défier, ou plutôt dont il faut s'interdire absolument l'usage.

Dans la famille des fougères, je citerai la souche du *polypodium filis mas*, employée en médecine sous le nom de fougère mâle, comme anthelminthique ; le capillaire de Montpellier : *adyanthum capillus veneris* de L., employé en infusion et en sirop ; la scolopendre, fougère un peu astringente, peu ou point employée aujourd'hui.

Végétaux monocotylédonés. — Les végétaux monocotylédonés sout très-remarquables par leur nombreuses variétés dans nos montagnes ; les principaux sont :

Dans la famille des aroïdées : plusieurs espèces qui fournissent des fécules nutritives : l'*arum maculatum* L, qui est moins connu chez nous que dans les environs de Paris. Les accidents que cette espèce peut déterminer (la rubéfaction et la vésication) l'ont fait abandonner en médecine ;

Dans la famille des cypéracées : les laiches, *carex arcanaria* L, dont la racine est employée comme sudorifique ; elle est plus connue sous le nom de *salsepareille d'Allemagne*. Le souchet long, *cyperus longus*, le souchet rond, *cyperus rotondus* : deux espèces qui se trouvent dans les chaines inférieures et dont les racines sont très-aromatiques et stimulantes ;

Dans la famille des colchiacées, dont les espèces ont généralement sur l'économie animale une action délétère qu'elles doivent à un principe appelé *vératrine* ; le colchique ou *safran bâtard*, qui fleurit dans les prés aux mois de septembre et d'octobre : son bulbe amer a été substitué à la scille, comme diurétique très-employé dans le traitement des affections rhumatismales ;

Dans la famille des asparigynées : l'asperge officinale, dont la racine est une des cinq racines apéritives ; les jeunes pousses sont un aliment sain et dont on fait un sirop très-recommandé ;

Enfin, dans la famille des graminées, qui comprend le groupe le plus répandu du règne végétal : le chiendent, *triticum repens* L, dont les racines sont employées en décoctions comme apéritives diurétiques ; le *panicum dactilon*, moins employé que le premier ;

Diverses espèces d'avoine : la variété qui croît dans nos montagnes donne des semences qui, dépouillées de leurs enveloppes, grossièrement concassées, portent le nom de gruau, dont la décoction fait un excellent potage et est employée comme adoucissant. Son péricarpe ou tégument qui enveloppe la graine, contient un principe aromatique qui ressemble un peu au parfum de la vanille ; — l'orge : ses semences sont tout à la fois nutritives et adoucis-

santes; on en fait l'orge mondé et perlé; — le fro-
ment : ses nombreuses espèces fournissent une farine qui, à raison du gluten qu'elle contient, est la
plus propre à faire le pain; — le seigle : on ne le
cultive que dans la partie basse de l'arrondissement;
il donne une farine alimentaire et est aussi très-con-
venable pour les cataplasmes émollients.

Le maïs, connu dans nos montagnes sous le nom
de *blé de Turquie*, donne une fécule alimentaire dite
gaudes. L'absence du gluten, dans cette farine, la
rend impropre à faire du pain;

L'ivraie, *lolium temulentum* : ses graines peuvent
donner au pain des qualités malfaisantes qui dimi-
nuent par la dessication.

HABITATIONS. — La manière dont sont disposées
entre elles les habitations qui composent une ville;
les dispositions des places publiques, des rues influent
beaucoup sur la salubrité. Cette disposition doit donc
être telle que l'air et la lumière aient toujours un
accès facile, jusqu'aux parties basses des maisons.
A Saint-Claude, on bâtit bien ; les maisons sont, en
général, bien construites; les murs sont en bonne ma-
çonnerie, pour laquelle on n'emploie que le calcaire.
Peu de façades, si ce n'est la base, sont construites en
pierres taillées ou moëllons.

Les maisons sont à deux, trois étages, quelques-
unes en ont quatre. On en voit beaucoup qui ont un
petit jardin attenant ; dans le plus grand nombre, il y

a une petite cour, mais généralement trop étroite pour
faciliter la circulation de l'air et permettre au jour d'y
arriver convenablement.

On y voit quelques maisons littéralement suspendues, d'un côté, sur un abîme ayant plus de 60
mètres de hauteur : elles sont dans la rue Neuve.
C'est dans cette rue, la plus ancienne de la ville peut-
être, que Louis XI logea dans une hôtellerie, où l'on
voyait, en souvenir de son séjour, une Vierge cou-
ronnée, peinte à fresque sur le mur extérieur; ce
mur n'existe plus aujourd'hui.

Les maisons sont en général disposées selon les
règles de l'hygiène; mais les appartements sont étroits,
les plafonds peu élevés, les chambres à coucher sont
des cabinets ou des alcoves disposés dans chacune des
pièces de l'appartement. Cela est d'autant plus regrettable, que le défaut d'espace dans les chambres à coucher est une des causes les plus actives du développement des maladies et, d'après M. Piorry, « de la
fièvre typhoïde. »

Il n'est pas inutile de dire ici les conditions dans
lesquelles doivent se trouver les habitations, surtout
les chambres à coucher. Voici comment s'exprime à
cet égard, dans son traité d'hygiène, M. Lévy. Il dit :
« La capacité est proportionnée aux moyens de venti-
« lation naturelle ou artificielle ; il y aura à calculer
« le nombre des habitants, la durée de leur résidence
« journalière, les dimensions de l'appartement et la
« quantité du renouvellement de son atmosphère, de

« telle sorte qu'à chaque individu soit dispensé, par
« heure, un cube d'air de six mètres. Les chambres à
« coucher, qui n'admettent pas de ventilation efficace,
« doivent être cubées d'après la durée moyenne du
« séjour au lit. Celle-ci est en général de sept à huit
« heures ; elles exigent donc une capacité de quarante-
« cinq mètres cubes d'air par individu. »

La raison de cette nécessité se trouve développée
par M. Dumas, qui dit :

« L'acte de la respiration chez l'homme, dans l'espace d'une heure, transforme en acide carbonique
tout l'oxygène contenu dans 90 litres d'air, et le
volume d'air expiré, qui est de 333 litres, renferme
à peu près 0,04 d'acide carbonique. En raison de ce
nombre, il faudrait, à peu près, un tiers de mètre cube
d'air, par individu et par heure, pour que le même
air ne passât qu'une seule fois dans les poumons.

C'est surtout dans les habitations des familles ouvrières que l'on constate l'absence de toutes les conditions de salubrité. Les chambres sont étroites,
quelquefois peu éclairées ; l'intérieur est si encombré
de meubles, de métiers, des accessoires du travail,
qu'il est impossible que les ouvriers aient tout l'air
nécessaire. La plupart des familles n'ont qu'une
chambre où elles travaillent et couchent ; elles ne peuvent que devenir plus impressionnables aux effets de
l'insalubrité de leur demeure, dont les escaliers sont
presque tous en bois et souvent humides.

Les latrines méritent une attention particulière. A
Saint-Claude, on ne paraît pas s'occuper suffisamment

des soins qu'elles réclament. Dans la plupart des maisons, les latrines sont placées dans des cours ou dans
des réduits étroits, le long de l'escalier. Elles peuvent,
par les émanations de miasmes organiques, devenir
la cause d'accidents auxquels une réglementation sévère peut seule remédier. J'en dis autant des fosses
d'aisances qui sont presque toutes découvertes. Ces
dernières, pour la santé publique, seraient remplacées
avantageusement et à peu de frais par le système des
fosses mobiles déjà répandu dans beaucoup de villes.

   Les rues de Saint-Claude sont, la plupart, larges ;
quelques-unes sont d'un accès difficile ; celle en-
tr'autre dite de la Poyat, est en pente très-inclinée
et d'un parcours très-dangereux, surtout en hiver. La
rue principale (la rue du Pré) est grande et belle, puis
disposée de manière à assurer une libre circulation
de l'air ; elle est, pour ainsi dire, comme juchée à 90
mètres au-dessus du faubourg Marcel.

   Le nettoiement des rues se fait trois fois la semaine,
par des voitures spéciales qui enlèvent les débris des
cuisines et de toutes les matières putrescibles mises
en tas par les habitants, après le balayage fait par
eux-mêmes dans l'intérieur de leurs maisons et sur
la voie publique jusqu'au milieu de la chaussée.

   La ville manque de tous les autres éléments nécessaires pour maintenir ses rues dans un bon état de
propreté : un des plus grands obstacles se trouve
dans la difficulté de se procurer de l'eau en quantité
suffisante. Les mesures que l'Administration actuelle

(1) prend pour fournir la ville d'eaux plus abondantes pourront procurer ces moyens si nécessaires.

L'ancien pavé, fait de cailloux roulés de rivière, tend chaque jour à disparaître ; il subsiste encore dans quelques ruelles et le long de la rue de la Poyat. Les inconvénients de ce mode de pavage sont nombreux ; outre les dangers qu'il fait courir, il fatigue extrêmement. Il est à désirer qu'il soit bientôt remplacé par le mode de pavage employé dans la rue principale, c'est-à-dire par des cubes en pierres dures, dont la surface est large et un peu bombée ; ils sont coupés carrément aux angles : ce mode est conforme aux indications d'une bonne hygiène, ainsi que le macadam dans les rues en pente, comme celles de la Poyat, de rue Neuve, le Marché, etc.

PLACE DE SAINT-CLAUDE. — Saint-Claude possédait une belle place, dont l'étendue a été restreinte et la régularité détruite par l'établissement de la chaussée du pont suspendu. C'est sur cette place que se trouve la Cathédrale qui sert d'église paroissiale, l'Evêché, le presbytère, l'école communale primaire des filles. L'assainissement de cette place est depuis longtemps l'objet des vœux de la population, comme celui des préoccupations de l'Administration ; il fixe tellement l'attention et le désir de tout le monde, qu'un bourgeois de la ville, feu Dalloz François, vient, par son testament, de léguer, pour cet assainissement, une somme relativement considérable.

(1) En 1868.

PROMENADES. — Deux belles promenades, à l'extrémité Nord-Est de la ville, procurent aux habitants de grands avantages hygiéniques et surprennent très-agréablement l'étranger qui voit, à son arrivée en cette ville resserrée au point de ne pouvoir se procurer la moindre extension en largeur, de belles et longues allées, en tilleuls séculaires. Pour créer ces agréments si utiles, nos aïeux furent obligés de vaincre la nature et de suppléer, à force de bras, à ce qu'elle n'avait pas fait : toute l'étendue de ces promenades est de terre rapportée.

Elles sont pour la ville un précieux laboratoire de santé, où les vents d'Est et Nord-Est, embaumés par les aromats de nos montagnes, viennent se saturer d'oxygène et attiédir leurs piquantes haleines en se jouant dans l'épais feuillage de ces tilleuls et nous apporter leur salutaire influence. En signalant la pureté de l'air que l'on peut respirer avec délices au milieu de ces promenades, et les jouissances que l'on peut demander à leur solitude, je dois faire remarquer que, dans leurs agréments même, il peut se trouver quelques désavantages nuisibles à la santé, le soir surtout, pour les promeneurs imprudents et attardés.

Parallèlement à la dernière de ces promenades, s'établit, en ce moment, un superbe champ de foire, au milieu duquel l'Administration se propose de placer une fontaine jaillissante et de bonne eau.

CHAUFFAGE. — Chaque pays a son mode de chauffage ; celui de Saint-Claude, fourni par les ressources du pays, consiste dans le bois essence de hêtre : hygiéniquement, c'est le meilleur.

ÉCLAIRAGE. — L'éclairage de la ville se fait aujourd'hui avec le pétrole, qui remplace avantageusement l'ancien mode, pour l'éclat de la lumière et l'économie ; on observe cependant que les lampes, trop peu nombreuses, ôtent à cet éclairage une partie des avantages qu'il peut procurer. On ne doit pas oublier que si l'huile de pétrole rend de grands services, elle est aussi cause d'immenses dangers, d'incendies, de brûlures. Le *Moniteur d'hygiène* cite le fait d'une véritable asphyxie, ensuite de l'usage de cette huile insuffisamment épurée, dans une chambre petite et bien close. Pour les appartements, on préfère, avec raison, l'éclairage à l'huile, au moyen de lampes très-utilement munies d'abat-jour, pour ne pas influencer directement le globe de l'œil.

EAUX. — Les eaux sont bonnes à Saint-Claude ; d'une limpidité parfaite, sans odeur, ni saveur : elles sont très-pures et contiennent, d'après l'analyse, des gaz en dissolution dans la proportion voulue, tels que l'oxygène, l'azote et l'acide carbonique ; elles ne renferment aucune matière organique ; en un mot, elles sont très-propres à tous les usages domestiques.

AIR. — L'air est pur, bien oxygéné ; il est vraiment l'air de la santé : vif, froid dans la saison d'hiver, sec

et frais pendant l'été ; circulant avec rapidité, il excite
sans cesse les fibres à agir et à réagir très-favorable-
ment.

ETAT SANITAIRE. — D'après cet examen sommaire,
l'état sanitaire de la ville de Saint-Claude semblerait
satisfaisant ; mais, si l'on examine les causes qui res-
sortent des logements insalubres, des conditions anti-
hygiéniques de la ville, c'est-à-dire la partie de la
population qui provient le moins de l'immigration,
qui subit davantage l'influence de ces conditions,
par exemple, les enfants dans les écoles primaires
communales, les écoles libres, dans les ateliers, on
constate chez le plus grand nombre un teint blême,
les apparences débiles, les signes d'une constitution
faible, glandes au col, écoulement par les oreilles,
ophtalmie scrofuleuse, etc. C'est là une observation
que font tous les étrangers.

Si d'un autre côté, on consulte les renseignements recueillis dans les travaux du Conseil de révision, sur certaines causes d'exemption du service
militaire, nous y trouverons, au point de vue pratique, des renseignements utiles.

Aucune statistique ne peut être faite avec des éléments plus précis ; chaque année, les infirmités y sont
notées avec une scrupuleuse exactitude. C'est la meil-
leure source qui peut fournir le véritable cachet
que le sol, les cultures et l'état social impriment aux
populations.

En effet, quand pendant une longue période, les mêmes faits, les mêmes infirmités, causes d'exemption du service militaire, se reproduisent annuellement sur la même population, on arrive à avoir, non-seulement l'état physique des personnes examinées, mais il est facile d'en déduire l'état général de la population.

J'ai, en conséquence, établi deux tableaux des infirmités, causes d'exemption du service militaire, pour le canton de Saint-Claude, pendant une période de dix ans, à la suite desquels tableaux j'expose les rapports qui existent entre l'aptitude militaire des jeunes gens de la ville, comparée à l'aptitude des jeunes gens des autres communes rurales du canton et les conditions du milieu dans lequel ils vivent.

Le premier, se compose des communes d'Avignon, Chassal, Chaumont, Chevry, Cinquétral, St-Claude, Cultura, La Joux, La Moura, Lavancia, Lavans, Leschères, Saint-Lupicin, Molinges, Molunes, Ponthoux, Ranchette, Ravilloles, La Rixouse, Septmoncel, Valfin, Vaux-les-St-Claude, Villard-Saint-Sauveur, Villard-la-Rixouse, dont la population totale est de 17,225, population presque deux fois plus nombreuse et qui offre deux fois moins d'exemptions au service militaire. Quelle différence !

Le second tableau comprend la ville de Saint-Claude, soit la commune chef-lieu, dont la population urbaine à ce jour est de 5,865.

SAINT-CLAUDE (Canton).

Années.	1857	1858	1859	1860	1861	1862	1863	1864	1865	1866	1867
Population	16,605	16,605	16,605	16,605	16,830	16,830	16,830	16,830	16,830	17,225	17,225
Inscrits.	169	156	167	148	157	183	147	203	161	180	157
Chiffre du contingent. . . .	57	74	54	47	49	57	45	63	49	58	53
Dernier n° désigné	126	153	105	130	88	159	115	146	101	126	115
Exemptés légalement	22	34	25	26	10	24	15	31	16	15	15
Examinés	104	119	80	104	78	135	100	115	85	111	95
Réformés	47	48	26	57	29	78	55	52	37	53	42
Défaut de taille	7	5	4	7	1	3	10	1	1	"	"
Faiblesse de constitution . .	9	13	9	24	10	40	18	16	15	25	21
Scrofules.	2	4	3	1	1	6	3	4	2	1	"
Goîtres.	4	"	1	6	3	3	2	6	"	2	5
Rachitisme.	"	"	"	"	"	"	"	"	"	1	"
Affect. div. congénitales (1).	6	2	4	4	6	10	9	9	8	11	7
Affect. div. accident. (2) .	19	24	5	15	8	16	13	16	11	13	9
Totaux.	47	48	26	57	29	78	55	52	37	53	42

SAINT-CLAUDE (Ville).

Années	1857	1858	1859	1860	1861	1862	1863	1864	1865	1866	1867
Population	5,885	5,885	5,885	5,885	6,312	6,312	6,312	6,312	6,312	6,809	6,809
Inscrits	52	41	65	55	55	73	52	75	50	72	58
Exemptés légalement	5	6	11	5	3	3	2	9	5	6	3
Réformés	45	17	6	30	19	31	22	26	17	24	24
Défaut de taille	4	1	1	4	1	"	5	12	"	12	"
Faiblesse de constitution	5	6	2	16	6	18	7	12	6	12	10
Scrofules	2	1	1	"	"	2	2	2	1	"	"
Goîtres	1	"	1	4	1	2	2	3	"	1	3
Rachitisme	"	"	"	"	"	"	"	"	"	1	"
Affect. div. congénitales (1)	1	"	"	"	"	2	2	"	2	5	3
Affect. div. accident. (2)	2	9	1	6	3	7	6	7	6	5	5
Totaux	15	17	6	30	18	31	22	26	17	24	24

(1) On comprend par ces affections toutes celles que les jeunes gens ont apportées en naissant ou dont ils avaient le germe : ainsi la myopie, la surdité, le surdi-mutité, le bégaiement, le crétinisme, la perte congénitale de l'usage d'un membre, etc. Ces affections sont, en général, trop peu fréquentes pour en faire des catégories spéciales.

(2) On y fait entrer toutes les maladies qui comportent l'inaptitude au service militaire et qui se sont produites depuis l'enfance par accident, ainsi : maladies de la peau, perte d'un œil, maladies des yeux, de l'oreille, de la bouche, du nez, du cœur, des organes respiratoires et digestifs, hernies, varicocèles, hydrocèles, varices, perte de l'usage d'un membre, perte de dents, pieds plats, mutilations diverses, larges cicatrices adhérentes, etc.

Cette différence vient bien à l'appui de ce qui est
bien établi aujourd'hui : que, généralement parlant,
les exemptions du service militaire sont beaucoup
plus nombreuses dans les localités manufacturières,
industrielles, que dans les pays agricoles.

Ces avantages, en faveur des ouvriers de la campagne, s'expliquent par l'influence du milieu où ils
vivent. Ils respirent un air pur, se livrent à un
exercice musculaire énergique ; ils sont moins souvent atteints par les maladies qui prennent leur
source dans la corruption et la vie sédentaire des
villes ; les passions de tout genre y sont plus rares ;
il y a moins de misères, plus de contentement. La
vie de famille y est mieux organisée sous tous les
rapports.

Mais à côté de ces avantages, il y a des inconvénients : l'alimentation n'est pas toujours aussi substantielle que l'exigerait la dépense musculaire. Quelquefois la nourriture n'est pas suffisante, l'exercice
est trop pénible, trop prolongé. Dans ces conditions,
l'ouvrier de la campagne perd tous ses avantages ; il
est frappé par plus d'infirmités que les habitants des
villes, quoiqu'aujourd'hui il soit beaucoup mieux
nourri qu'autrefois.

La condition de vivre en plein air est cependant
bien la première, la condition nécessaire pour former
l'organisation.

Ce qui vient d'être dit de la nourriture, peut également s'appliquer, selon la remarque d'un médecin

célèbre, à l'eau qui sert de boisson. « S'il est vrai,
« ainsi que le dit M. Tardieu, que la quantité pro-
« portionnelle de bonne eau dont jouit une cité, et
« que l'état de son système de vidange soient les in-
« dices les plus certains du degré de salubrité qu'elle
« présente, » nul doute que Saint-Claude ne soit encore une ville insalubre.

La Ville possède deux sources à eaux jaillissantes,
pour ses deux faubourgs ; elles donnent et peuvent
donner toute l'eau nécessaire à ces deux quartiers.
Trois autres sources alimentent six fontaines : trois
de ces fontaines, pendant le quart, le tiers de l'année,
ne donnent point d'eau ; les trois autres en donnent
si peu, que les habitants qui viennent en chercher
attendent souvent plus d'une demi-heure pour en
avoir.

La Ville possède, il est vrai, un puits avec pompe,
puits placé à proximité d'un égout dont les eaux putrides peuvent corrompre, dans une certaine mesure,
celle de la source.

Depuis longtemps, la question d'augmentation des
eaux et de leur distribution abondante, dans la ville,
est l'objet des vœux les plus ardents de la population, comme elle est celui des préoccupations d'une
administration éclairée et bienveillante. Ces deux
choses viennent d'être mises au concours ; espérons
que bientôt on se mettra à l'œuvre : il est fâcheux
que les lenteurs administratives, relatives aux voies
et moyens, n'aient pas permis jusqu'aujourd'hui de

s'occuper de travaux déclarés de première urgence depuis longtemps.

Est-il besoin de dire que cette eau jaillissant de nombreuses fontaines répandrait dans la ville un agrément, une beauté jointe aux bienfaits de l'hygiène et à la salubrité la plus désirable ?

Cette eau pourvoirait aux besoins du collége, à ceux de l'école primaire communale des garçons, à ceux de la salle d'asile, ainsi qu'à ceux des habitants du quartier où ces établissements se trouvent ; elle satisferait au vœu public de la création de bains et de lavoirs, établissements qui manquent à la ville et font partie de l'hygiène de tous les peuples civilisés.

Depuis l'achèvement de cet aperçu topographique médical, le concours a eu lieu et les travaux sont en voie d'exécution.

Le système des égoûts de Saint-Claude est encore plus défectueux. Pour une partie de la ville, ils sont encore ce qu'ils étaient au 10ᵐᵉ siècle. Passant, pour la plupart, sous les maisons ou longeant leurs murs, ils y entretiennent l'humidité ; ils donnent lieu, pendant les moindres chaleurs, à un dégagement de gaz infects. Ils vont tous s'immerger dans les deux rivières par un nombre égal de déversoirs. Il est des rues, et ce sont les plus populeuses, les plus fréquentées, celles de la rue du Pré, de l'Horloge, etc., la place Saint-Pierre devant la Cathédrale, sur l'étendue desquelles s'ouvrent des bouches d'égouts (gueulards), qui envoient aux passants des bouffées de gaz putrides.

La construction des égouts, leur forme, leur disposition, leur inclinaison, leur parcours, leur lieu d'immersion, sont autant de questions qui intéressent grandement l'hygiène de toutes les villes.

Depuis 1852, des améliorations nombreuses ont été opérées dans la ville : l'école primaire des filles a été établie et agrandie; ses abords, ainsi que ceux de la Cathédrale, de l'Evêché, puis du Presbytère, ont été changés, élargis et rendus salubres; le cimetière même qui était au centre de la ville a été transporté dans un lieu convenable; des ouvertures d'éviers versant les eaux ménagères sur la voie publique, quelques larges ouvertures d'égouts ont été supprimées.

Mais malgré ces améliorations partielles, l'insalubrité semble être à peu près la même. C'est que l'état sanitaire de Saint-Claude est dominé par une cause générale d'une puissance devant laquelle toutes les autres semblent s'effacer : l'insalubrité des égouts.

Malgré les améliorations opérées par l'Administration actuelle (1), malgré celles qu'elle prépare avec tant de zèle et de soin (2) et plusieurs mesures à prendre, sur lesquelles j'ose appeler son attention (3), la ville de Saint-Claude sera loin d'être dans de bonnes conditions hygiéniques, tant que son sys-

(1) L'établissement de l'école communale primaire des garçons, de la salle d'asile.
(2) Augmentation des fontaines publiques.
(3) Transport de l'abattoir hors de la ville. Halles couvertes. Création d'emplacement pour bains. Assistance des enfants malades au-dessous de 7 ans.

tème actuel de vidange ne sera pas changé ou corrigé.

Loin de moi la pensée que cette mesure doive avoir lieu du jour au lendemain. La Ville, à mon avis, devra la faciliter en contribuant aux dépenses des propriétaires. En tout cas, il importe que l'Administration, toujours prévoyante, adopte dès aujourd'hui un projet général, dont l'exécution sera rendue plus facile, si elle le prépare par une grande réserve dans les dépenses moins utiles; si elle rattache à ce projet le système de vidange des maisons que l'on construit ou répare, les constructions et réparations partielles d'égouts, aux égouts déjà existants qui traversent la ville, pour les réunir tous à un canal unique dont l'immersion (le déversoir) aurait lieu dans la rivière de Bienne.

On pourrait avoir des craintes pour le lieu d'immersion de ce canal collecteur dans la rivière; mais l'analyse des eaux de la Seine, au-dessus et au-dessous de Paris, a prouvé que les eaux de rivière n'étaient pas sensiblement influencées dans leur composition par le mélange des matières provenant des égouts : aussi, pour cette raison, donne-t-on généralement aujourd'hui la préférence à un canal collecteur, prolongé autant que possible et dont le déversoir unique répand son contenu et les émanations tout-à-fait en dehors de sa sphère d'action sur les villes.

On pourrait, à Saint-Claude, en cela, profiter des avantages que procure l'expérience acquise par les travaux de cette nature dans les villes plus avancées

et où l'on a entrepris un système nouveau de drai-
nage.

Notre ville est admirablement placée pour obtenir ce résultat. La pente générale du terrain permet
la création d'un ou de deux canaux collecteurs, dans
lesquels les eaux pluviales, les eaux ménagères et
les résidus des mouleries actuelles et des fabriques
à venir pourraient être rapidement conduits jusque
dans la rivière, ainsi que la partie liquide des vidanges, celle qui est considérée comme sans valeur
pour l'engrais. Il est démontré que cette manière de
procéder qui a lieu à l'étranger et en France, dans
plusieurs villes, à Lyon, par exemple, n'a aucune
action nuisible.

On pourrait en dire autant des matières solides
qui seraient dirigées dans les égouts au moyen de
conduits provenant de chaque habitation, si on devait
s'en rapporter à ce qui se produit dans les villes où
ce système est déjà depuis longtemps mis en pratique.
En admettant, pour Saint-Claude, la construction du
canal collecteur dont j'ai parlé et qui s'ouvrirait,
comme je l'ai dit, au-dessous de la ville, ne serait-il
pas possible, en combinant l'emploi des fosses d'aisances dans les égouts, d'arriver à sauvegarder les
intérêts de l'hygiène publique et ceux de l'agriculture qui seront, on peut le prévoir, dans un avenir
prochain, plus appréciés à Saint-Claude qu'ils ne le
sont aujourd'hui. Tous les transports de matières se
feraient par les voies souterraines jusqu'à l'embou-

chure du canal collecteur, où il serait possible de les
recueillir et de les utiliser pour l'amélioration des
terres ou terrains voisins dont la culture éprouve un
déficit d'engrais et les rend impuissants à donner
de bonnes récoltes. On suppléerait, d'une manière
avantageuse, au mode actuel de vidange et à la nécessité signalée par le Conseil d'hygiène de créer un
emplacement pour dépôt de matières qu'il importe
d'utiliser. « De la fumure des terres dépend la richesse du sol, » a dit Mathieu de Dombasle.

On lit dans le *Moniteur d'hygiène et de salubrité
publique :* « Récolter partout tout ce qui peut être
utilisable, eaux des égouts, urines, cendres, lessives,
déchets quelconques, les eaux de lavages, a été démontré par nous : cela évite des typhoïdes, des
épizoties, diverses autres maladies. »

GUEULARDS. — On se plaint, et avec raison, d'avoir
à supporter la mauvaise odeur que laissent dégager
dans l'atmosphère les gueulards ouverts le long des
trottoirs et sur la place Saint-Pierre, devant la Cathédrale, comme du trop de liberté laissée aux eaux de
la source dite de la Rochette, qui, errantes et vaga-
bondes, sont incommodes, parfois dangereuses par
leur débordement.

Il y a donc lieu de satisfaire à deux indications
formelles. D'une part, il faut fermer tous les gueulards qui s'ouvrent sur la voie publique et y répan-
dent souvent une odeur infecte qui n'est pas sans

danger. D'autre part, il est également nécessaire que
les eaux de la Rochette ne soient plus un sujet de
crainte, de danger, comme aussi une cause d'humidité, d'insalubrité pour le collége qu'elles traversent,
pour la rue de ce nom qu'elles inondent, comme
pour l'hôtel de la Sous-Préfecture et la plupart des
maisons de la rue du Pré exposées au couchant. Les
appareils de Roger-Mottes, en France, de Patterson,
en Angleterre, ou la trappe hydraulique de John Phi-
lipps, pourront remplir la première indication. On
arrivera à se conformer à la seconde, en faisant un
lit couvert aux eaux en question et en donnant à ce
lit les meilleures conditions de forme, de solidité et
d'imperméabilité.

Il est d'autres parties de la ville dont l'assainissement fait aussi très-ardemment désirer l'exécution
d'un projet conçu depuis quelque temps : d'ouvrir
un débouché à quelques ruelles, à celles entre autres
dites de la Sous-Préfecture et de la Pomme-d'Or ;
cette dernière (soit le tracours de la Pomme-d'Or),
est encore un cloaque infect, malgré les réparations
récentes que l'Administration actuelle, dans sa sollicitude, j'aime à le répéter, pour la santé publique
comme pour tout le reste, a cru devoir y faire. Je
fais la même remarque pour l'établissement projeté
d'un canal le long de la rue Neuve, qui donnera lieu
à la correction, je veux dire au changement total de
l'égout qui passe sous les maisons Waille-Dalloz,

Gaillard, Benoît, Lançon, David-Radet, Mermet, Clément-Filloz, Gauthier, Genoud, etc., etc.

Les travaux nécessaires à cet assainissement occasionneront une dépense, je l'ignore d'autant moins que la Ville, à mon avis, devra la faciliter en contribuant aux frais imposés aux propriétaires; mais on ne saurait regretter de si petits sacrifices pour une opération si importante, qui intéresse la santé de toute la population de ce quartier et peut-être un jour celle de la ville entière.

L'hygiène et la salubrité publique doivent précéder, en quelque sorte dominer tous les systèmes d'assistance, de même que, dans la vie privée, on doit faire passer le régime qui peut prévenir, avant les soins qui peuvent guérir la maladie.

ÉTABLISSEMENTS INSALUBRES. — Les abattoirs se placent en tête des établissements insalubres.

La ville de Saint-Claude possède un seul abattoir public. Il est placé à peu près au centre de la rue de la Poyat, dans un quartier populeux où les ouvriers sont entassés, et au milieu des maisons dont rien ne l'isole. Il est presque inabordable, tout au moins d'un accès très-difficile et dangereux, surtout en hiver; il ne peut être lavé qu'au moyen des eaux fournies par un seul bec de fontaine, eaux qui s'écoulent ensuite à ciel ouvert dans le Tacon, en longeant les jardins et les maisons de la Poyat. C'est dire assez que cet établissement ne peut être tenu dans un état

de propreté convenable et qu'il est un foyer perma-
nent d'insalubrité et d'infection pour le quartier de
la Poyat et du faubourg Marcel. Les abords de l'abattoir sur le derrière et le canal d'égoûts dont il vient
d'être parlé, sont de véritables cloaques constamment
pleins d'immondices et de matières animales en putréfaction.

Par suite de cet état de choses, il a fait le sujet
des préoccupations du Conseil d'hygiène de l'arrondissement. Ce Conseil a déclaré le déplacement de
l'abattoir actuel urgent, indispensable, *dans l'intérêt
de la salubrité de la ville et de la santé publique.*

Le déplacement de l'abattoir a fait ensuite l'objet
des préoccupations de l'Administration qui a fait étudier un projet et choisir un emplacement pour celui
à construire.

Si on ne trouve que des éloges à donner au projet
et au choix faits, par l'Administration, de l'emplacement d'un nouvel abattoir, on ne saurait en dire
autant de l'abandon de ce projet — si toutefois abandon il y a, — et des réparations faites à l'abattoir
actuel. Il est vrai que les questions administratives
sont toujours très-complexes, que l'autorité est obli-
gée de tenir compte d'une foule de circonstances qui
souvent sont opposées les unes aux autres.

Ici, je n'ai à envigager le choix de l'emplacement
de l'abattoir à construire qu'au point de vue hygiénique, sans m'occuper des raisons plus ou moins im-

portantes qui ont amené l'adoption des réparations à faire au lieu de la nouvelle construction.

Les règles les plus importantes de l'hygiène, appliquées à la construction des abattoirs dont la plupart sont de création moderne, sont les suivantes :

Isolement le plus complet possible, — ventilation facile, — eaux abondantes, pour opérer de fréquents lavages, et en même temps pour s'opposer à la stagnation de celles qui ont servi.

Il faut aussi entourer les murs d'une ceinture d'arbres qui, en grandissant, finissent par constituer une sorte de barrière infranchissable pour les miasmes qui pourraient se dégager de l'abattoir ; établir les salles vastes, hautes, dallées inférieurement et voûtées supérieurement ; les fenêtres haut placées, près de la voûte, pour contribuer à la ventilation en même temps qu'à maintenir un état continuel de fraîcheur. Disposer l'engencement intérieur avec les engins ou machines nécessaires aux différents travaux de la boucherie : grues, échauderie, écuries, etc., de telle sorte que partout on rencontre l'eau en abondance et une surveillance active sur l'exécution stricte des soins de propreté.

La pratique a démontré que la fraîcheur, la ventilation, le maintien dans les salles d'une demi obscurité, contribuent à retarder la putréfaction des matières animales et à éloigner les insectes.

Il est d'observation, du reste, que les émanations des abattoirs bien tenus sont, la plupart du temps,

complètement nulles, attendu qu'il s'agit de viandes
saines auxquelles on ne laisse pas le temps de se
putréfier. Loin donc d'exercer une influence fâcheuse
sur les habitants du voisinage, ou sur les personnes
employées à l'abattage, elles fortifient au contraire
leur constitution.

Quant aux autres établissements insalubres de première classe existant à Saint-Claude, je me conten-
terai de les nommer, en indiquant leurs inconvénients et leur position topographique :

Rue du Marché.............. } 2 triperies
Rue de la Poyat..............
mauvaise odeur, nécessité d'écoulement des eaux;

Rue Sur-la-Poyat............. { 2 fabriques d'allu-
mettes phosphor.
danger d'incendie et d'explosion;

Rue du Marché.............. } porcherie
Place du Coin...............
très-mauvaise odeur, cris désagréables;

A 1 kil. 1/2 de la ville, sur la { abattage
route départementale n° 4...
odeur très-désagréable.

Les établissements insalubres de deuxième classe
sont peu nombreux à Saint-Claude. Je dirai seulement qu'il y a nécessité de les tenir éloignés des
quartiers habités, et avantage de les placer sur le
bord d'un courant d'eau. Il serait bon que les propriétaires de ces usines profitassent de toutes décou-

vertes mécaniques ou chimiques sanctionnées par l'expérience, qui enlèvent tout ou partie des inconvénients.

Les établissements de troisième classe sont intéressants, généralement inoffensifs ; ils présentent seulement des causes d'incommodité : dépôts de bois à brûler, buanderies, brasseries, etc., etc.

Cependant, à cause de l'incertitude qui règne souvent, au point de vue de l'hygiène publique, sur la catégorie dans laquelle on doit classer telle ou telle industrie nouvelle, il est indispensable que toutes les demandes d'autorisation soient préalablement soumises au Conseil d'hygiène. C'est, du reste, ce qui se fait à Saint-Claude pour l'arrondissement.

Il est des choses qu'on ne saurait trop redire : si le chiffre de la vie moyenne se soutient au même niveau à Saint-Claude, si le choléra-morbus ne s'y est jamais manifesté, ni même la fièvre typhoïde, sous forme épidémique, on aurait tort d'en conclure qu'il n'y a aucune crainte pour l'avenir et que l'état sanitaire est satisfaisant.

L'élévation de la vie moyenne n'a d'ailleurs qu'une valeur relative. Si le chiffre d'années (39) est satisfaisant, par rapport à plusieurs localités où il est de 26, combien ne laisse-t-il pas à désirer, comparativement à d'autres, où la vie moyenne est de 49 !

Une quiétude trop complète de la part des habitants serait fâcheuse, lors même que la salubrité de Saint-Claude serait égale à celle des autres villes de France, lors même qu'elle serait égale à celle des campagnes. Notre ville doit ne pas rester stationnaire, en regard de celles qui, ayant conscience de l'insuffisance de leur salubrité, font tous les efforts possibles pour l'améliorer (1).

En pareille matière, comme en fait d'amélioration morale, il est bon de ne pas regarder au-dessous de soi, mais au-dessus.

POPULATION. — La population de Saint-Claude, tant urbaine que rurale, était, en 1790, de 3,700 habitants; en 1799, lors de l'incendie, de 4,000; en 1845, de 5,471; au recensement de 1856, de 5,885; en 1861, de 6,316, et en 1866, de 6,809.

Les trois quarts de cette population, tant urbaine que rurale, se livrent à un travail de même nature dans ses applications; le buis, la corne, le coco, le corrozo, la racine de bruyères en font le fonds principal. Cette dernière, depuis quelques années, fait presque à elle seule l'élément de travail de cette population, dont les ouvrages de tournerie sont avantageusement connus et très appréciés du monde entier, sous le nom d'*articles de Saint-Claude*.

LE TOUR. — L'ancien tour à perche est aujourd'hui remplacé, avec de très-bons succès, par le tour circu-

(1) En Angleterre, la population double en 80 ans; en France, le mouvement de la population est tel que, depuis 1856, le nombre des habitants mettrait 195 ans à atteindre un même accroissement.

laire, qui attaque la matière sans la moindre perte de temps et sans perte de la matière elle-même.

Le Mètre. — Depuis quelques années, les mesures métriques ont pris place dans l'immense variété des articles de Saint-Claude ; elles font toucher l'ouvrier au domaine de la science et des instruments de précision.

Ces industries, pour les nombreux ouvriers et ouvrières, n'engendrent aucune cause spéciale d'insalubrité ; si ce n'est celle qui résulte de la nécessité où se trouvent la plupart des familles de travailler dans un local unique, où l'air chargé de poussière, d'odeur, les expose à des catarrhes, à des ophtalmies chroniques et aussi à des inconvénients qui peuvent résulter d'une vie sédentaire, dans des logements qui font vivement désirer l'exécution de la loi de 1850, sur les logements insalubres.

Caractère des Habitants. — L'habitant de Saint-Claude est poli, honnête ; son esprit se ressent de la vivacité du climat ; son caractère, son attitude feraient sans exagération dire de la ville de Saint-Claude ce qu'a dit un écrivain très-exact de la ville de Genève, « qu'il n'est pas de ville dont les habitants soient plus « civils, plus affables, plus prévenants, plus empressés « à obliger les étrangers. »

Tempérament. — Pour passer du moral au physique, je dirai : le tempérament lymphatique fait la base de

la constitution de l'habitant de la ville ; sa constitution
est rarement pléthorique, sa peau est décolorée; ses
cheveux sont chatains clairs ; il a peu de vigueur musculaire ; ses dents sont souvent cariées, d'une blan-
cheur bleuâtre ; sa peau fonctionne mal ; il est très-
sensible aux variations atmosphériques ; il se trouve
ainsi disposé à toutes les maladies qu'engendre ordinairement la faiblesse constitutionnelle, dont les
causes résident plutôt dans la manière de vivre, que
dans l'action du climat.

Cherchons-en les preuves dans les faits d'expérience vulgaire ; comparons les habitants des communes rurales du canton, de l'arrondissement, avec
les habitants de la ville : les premiers offrent, dans
leur extérieur, les apparences de la force, de la
santé; les seconds, au contraire, présentent les marques de la langueur, d'une faiblesse remarquable.

Les parents, dans la ville, ne tiennent point assez
compte des aptitudes physiques de leurs enfants,
quand il s'agit de leur donner un état. Le plus souvent
ils ne voient dans un jeune enfant qu'un aide pour
leurs travaux, et, autant par ignorance que par indif-
férence, ils le lancent dans une voie fâcheuse qui
compromet souvent tout l'avenir de l'enfant. Il est
incontestable qu'un jeune homme de constitution
faible, délicate, qu'on livre trop tôt aux travaux sédentaires de l'atelier, des fabriques, perdra, en peu
d'années, le peu de santé et de forces qu'il a ; quand,
au contraire, il aurait pu en acquérir beaucoup, si on

l'eût livré à des travaux en plein air, ou à un exercice
fortifiant.

Je n'ignore pas que l'on ne pourrait contraindre la
volonté des parents, pressés peut-être par le besoin,
ni la volonté des enfants auxquels, hélas ! il tarde de
de ne plus aller en classe ; mais on pourrait, par des
conseils qui seraient écoutés, diriger les parents dans
le choix d'un état à donner à leurs enfants.

L'Administration, en étendant sa sollicitude sur ces
jeunes êtres, vraiment dignes de tout intérêt, attein-
drait ce but en déléguant un médecin qui visiterait
les écoles primaires communales, les écoles libres,
comme celles des Frères, et se rendrait compte par
lui-même de l'aptitude physique des enfants, pour
indiquer aux parents, qui en seraient certainement
reconnaissants, la direction à suivre dans le choix du
métier qu'il serait bon que leurs enfants prissent.

CANTON DE SAINT-CLAUDE. — Le canton, dont la ville
est chef-lieu, comprend 24 communes peuplées de
17,825 habitants, ayant leurs coutumes et leur langage
différents des autres localités du Jura.

Avant la Révolution de 1789, cette population, sans
liberté, était peu voyageuse ; elle avait dû conserver
ses habitudes normales, ses goûts originels, qui ont
bien changé depuis que, pour les diverses industries
qui lui donnent la vie, elle a établi des rapports jour-
naliers avec les grands centres commerciaux.

Ce canton est fort étendu, essentiellement monta-

gneux; il est, dans sa partie supérieure, d'une altitude
de 1,000 à 1,240 mètres. Cette partie est industrielle,
pastorale et forestière; les pâturages y sont excellents;
mais l'agriculture y est de peu d'importance : à peine
suffit-elle au cinquième de la population. L'avoine,
l'orge, la pomme de terre et quelques légumes sont
les seuls produits de ces hautes et froides régions.
Cependant, le bétail y est beau ; il approche par
sa taille, de la race suisse; le lait, si gras et délicieux
de ces bestiaux, donne les fromages renommés dont
l'écoulement, avant 1830, n'avait lieu qu'à Lyon,
Genève, et se fait aujourd'hui dans toute la France.

Avant 1830, on ne voyait sur ces terres élevées que
quelques rares fromageries, à façon gruyère. On rencontre aujourd'hui des fabriques de ces bons fromages,
dits de Septmoncel, dans tous les villages et dans
presque tous les hameaux.

On peut et doit dire ici un mot d'un autre petit
fromage excellent, d'un goût exquis, qui se fabrique
chez les particuliers des hautes montagnes et qui porte
le nom de *chevrets*.

Les habitants se plaisent à dire que tous ces fromages sont *leurs vignes*.

Le canton de Saint-Claude est agricole dans sa
partie inférieure. C'est dans cette partie que se trouvent le joli vallon de Molinges, le salubre village de
Saint-Lupicin, les communes rurales de Vaux, de
Chiriat, les plus fertiles, surtout les plus chaudes du
canton (altitude 296 mètres). C'est, dans le dire du

pays, la *petite Provence* du canton, de l'arrondissement, des montagnes du Jura. Là, la moisson se fait
plus tôt que dans la plaine. On y fait toutes les récoltes des pays les plus favorisés. La vigne, plantée
depuis 1840, y a réussi ; elle est représentée par 150
à 200 hectares.

Malgré l'exiguité des ressources agricoles, on vit
bien dans toutes les communes du canton, grâce à
l'activité industrielle, au travail incessant et varié des
habitants qui pourvoient ainsi à leur existence non-
seulement, mais qui se bâtissent des demeures, se donnent un entretien, un soin de la personne plus hygiénique : ce qui rend les maladies, surtout celles de
la peau, beaucoup plus rares maintenant qu'autrefois.

Les industries auxquelles les habitants se livrent
ainsi sont : la tournerie dans la ville chef-lieu et dans
sa banlieue ; la lapidairerie, soit la taille et le poli
des pierres fines et pierres fausses, leur ciselage,
occupent aujourd'hui plus de mille ouvriers dans les
communes de Septmoncel, des Molunes, de la Joux,
de la Moura, des Moussières.

C'est sur le territoire de la Moura que se voit le
lac qui a fait donner le nom de Combe-du-Lac à la
gracieuse vallée qui est la partie principale de la commune où il se trouve. Il est d'une altitude de 1,050
mètres, sur la même ligne que celui des Rousses ; il
passe, quoique plus petit que ce dernier, pour fournir par des aqueducs souterrains les eaux des nombreux affluents de la Bienne.

Une autre industrie, aussi très-importante, donne la vie à plus de 100 à 150 ouvriers : c'est la marbrerie de Molinges et de Chassal. Enfin, les ouvriers laborieux, et ils sont nombreux, des communes de Cinquétral, la Rixouse, Valfin-les-Saint-Claude, Leschères, Ravilloles, Lavans, vont, chaque année, en Suisse ou dans les pays voisins, travailler comme pionniers ou chaux-fourniers. On voit que dans le pays aucune force ne reste improductive : aussi l'aisance est-elle partout.

Tous les ouvriers des communes rurales travaillent, dans la belle saison, à l'œuvre des champs et à d'autres travaux très-variés ; ils savent, par une bonne expérience, que ces exercices sont très-favorables à la santé et même nécessaires.

Dans ce canton, aux portes de la ville, on rencontre à chaque pas des cascades, toutes visitées et admirées à juste titre par les amateurs, celles de Flumen entre autres : c'est un torrent qui, s'échappant de montagnes aussi hautes que le ciel, se précipite, avec un fracas inouï, d'une élévation de plus de 50 mètres. Indépendamment de cette grande chute, on en compte six autres qui sont pour ainsi dire ses satellites, parfaitement distinctes, qui s'élancent, aussi, rapidement de la roche nue, taillée à pic, par autant de bouches d'une configuration telle qu'on les dirait avoir été faites au moyen d'un emporte-pièce. Mais dans les toutes grandes eaux, lors de la fonte des neiges, la chute principale est d'un volume si con-

sidérable, que la roche immense en est tapissée dans
toute sa surface ; on ne distingue plus les autres
chutes : tout est réuni, tout est confondu : c'est un
vrai Niagara, dans un des lieux les plus sombres et
les plus sauvages, où l'on ne pouvait, jadis, se rendre
qu'avec les plus grandes difficultés, et où l'on trouvait
à peine, entre le torrent et la montagne, l'espace où
la place nécessaire pour poser le pied.

On peut aujourd'hui assister à ce beau spectacle
depuis un des points de la route départementale de
Saint-Claude à Genève, route pratiquée au milieu
des rochers et des précipices les plus affreux, au
sommet desquels on voit, inclinées sur l'abîme, une
douzaine de maisons échelonnées et suspendues les
unes au-dessus des autres, le long de la gorge étroite
où se précipite le torrent. Cette route, cet ensemble,
procurent certainement un des plus émouvants spec-
tacles que l'homme puisse admirer.

Non loin de là, et beaucoup plus près de Saint-
Claude, dans le lieu solitaire de Très-Sergé, est une
autre chute que l'on peut encore voir depuis la nouvelle et même route, chute moins belle par son
volume qui néanmoins est considérable et d'une hauteur de plusieurs centaines de pieds, très-remar-
quable après les pluies et lors de la fonte des neiges :
ce n'est plus de l'eau, c'est une poussière, une
vapeur, un brouillard que dispersent les vents, une
répétition de ces beaux points de vue de la Suisse,
de celui de l'Arpenoz, sur la route de Genève à

Chamounix, dans la délicieuse vallée de Maglan.

C'est aussi dans ce canton, sur le territoire de la commune de Saint-Claude, que se trouve la source appelée l'Abîme, donnant naissance à la petite rivière de ce nom, sous le hameau de Vaucluse (*Vallis clausæ*), à cinq kilomètres de la ville. Cette source bouillonne doucement et sort sans bruit au bas d'un rocher mousseux ; elle forme deux grands bassins ovales réunis par une languette ou petit canal très-court qui les fait ressembler à des lunettes. C'est un gouffre, un véritable abîme sans fond, comme le dit son nom. La petite rivière qui s'en échappe et coule d'abord paisiblement, vient, après un trajet de trois kilomètres à travers d'énormes quartiers de rochers, et des plus sauvages précipices, et après avoir fait jouer différentes usines, vient, dis-je, se réunir à la Bienne, aux portes de Saint-Claude.

Près de là, on voyait, il y a quelque temps seulement, le petit pont dit du Diable, fait de branchages entrelacés ; il se trouvait immédiatement derrière la chute de cette rivière, la cascade des Combes, et était suspendu aussi sur des précipices ; il est, aujourd'hui, remplacé par un pont en pierres, depuis l'établissement du chemin d'intérêt commun de Saint-Claude à Morez. Cette route traverse ces sites si pittoresquement sauvages.

C'est aussi à peu de distance de la ville, à l'Ouest du territoire de la commune de Cinquétral, que l'on voit, sur le flanc escarpé d'un rocher, cinq cavernes,

d'une desquelles il sort une source intermittente qui
porte le nom de fontaine de *Combe-Noire*.

Le gentil vallon de Molinges, dont j'ai déjà parlé,
où l'on pensa un moment, après le grand incendie,
rebâtir la ville, n'est éloigné de cette dernière que
de six kilomètres. C'est dans ce vallon, arrosé par la
rivière de Bienne, que se trouve la belle carrière de
marbre rosé, lila, aujourd'hui beaucoup employé
et même à Paris, où il fait l'ornement de plusieurs
ponts : il est même exporté au-delà des frontières de
la France et jusqu'en Amérique.

En face, sur la rive opposée, on voit l'église de
Saint-Romain-de-Roche, perchée sur le rocher de
ce nom. Ce pieux édifice, qui sert encore aujourd'hui
au culte, y fut élevé par le premier des anachorètes
des déserts du Jura, il y a plus de 1,400 ans.

C'est dans les profondeurs de cette roche taillée
à pic que se trouve une large et profonde caverne,
presque inaccessible, à laquelle on donne le nom du
fameux partisan Lacuzon, qui y trouva, dit-on, un
asile dans les dernières guerres de la Franche-Comté,
sous Louis XIV.

C'est au revers occidental de la montagne du Vil-
lard, montagne dont on extrait le beau marbre de
Pratz, à quelques kilomètres de la ville, aujourd'hui
la vallée d'Héria, qu'à la fin du 17ᵉ siècle des ruines
éparses, de murs d'enceinte, de portes monumen-
tales, temples, théâtres, statues, autels, instruments
de sacrifice, monnaies, colonnes, mozaïques, bains,
etc., profondément enfouies, éveillèrent l'attention

des savants de la province, à tel point que Louis
XIV, en étant instruit, envoya le cardinal d'Estrée,
Abbé de Saint-Claude, pour assister à la découverte
de ces ruines, dont le nombre, la solidité et l'élégance,
portaient l'empreinte du peuple-roi. Tout annonçait
l'existence, comme l'importance, d'une cité romaine
en ces lieux. C'est aujourd'hui la terre promise des
archéologues : elle mérite d'être visitée. Les étrangers y vont admirer le Lac d'Antre, si fécond en souvenirs, d'une altitude de 732 mètres, puis la roche qui
la surplombe, et le pont des Arches, construction romaine très-importante, ainsi que les autres constructions du *puits-blanc* et du *puits-noir*.

Le canton de Saint-Claude, excessivement varié
et accidenté, embrasse les plus hautes régions du
Jura avec les plus profondes vallées qui en dépen-
dent. On y voit des montagnes très-hautes et à pic,
des pentes rapides, au pied des escarpements les
plus dangereux, des plateaux couverts de hêtres, de
sapins ; des torrents creusant de tous côtés leur lit
à travers de gros débris de rochers mousseux pour
se réunir aux trois rivières qui l'arrosent : la Bienne,
le Tacon, la Valserine. Cette dernière, dont les truites
sont les plus saumonées et les meilleures du département, prend sa source au pied de la Dole, limite
les départements de l'Ain et du Jura, en coulant
paisiblement au milieu de l'étroit, mais bien beau
vallon de Mijoux, qu'elle fertilise, avant de se jeter
et de se perdre dans le Rhône, près Bellegarde.

Tout est curieux dans ce canton : il limite la Suisse
en touchant le beau canton de Vaud et celui de Genève,
par le riche pays de Gex. Tout s'y retrouve : stéri-
lité, richesse, industries, côteaux, vallons, précipices,
nature sauvage, beautés champêtres, etc., etc. Il ne
faut au touriste, au voyageur, pour être pleinement
satisfait, que du courage, du beau temps et un peu
de bon goût qui fait aimer et rechercher les douces
et paisibles jouissance de l'esprit et du corps.

Météorologie. — On ne peut nier l'influence des
variations atmosphériques sur la production d'un
grand nombre de maladies. Pour n'en citer qu'un
exemple, n'est-il pas admis que le froid humide est
la principale cause des affections rhumatismales ?
On ne saurait donc trop étudier, dans chaque localité,
les divers phénomènes qui s'accomplissent dans l'atmosphère, afin de pourvoir nos successeurs de termes
de comparaison, dont on manque encore aujourd'hui,
pour résoudre les questions météorologiques, hygiéniques et agricoles liées à l'observation du temps :
question qu'il sera, assurément, possible d'aborder
sérieusement un jour, grâce aux efforts scientifiques
qui se font de toutes parts et à l'organisation d'ob-
servatoires météorologiques dans un grand nombre
de communes de l'Empire.

Il est permis d'espérer, et j'en suis convaincu,
qu'un jour le Médecin pourra déterminer, avec exactitude, l'influence qui revient à tel état atmosphé-

rique dans l'étude des constitutions médicales, et que cette connaissance fournira très-utilement des indications thérapeutiques spéciales. Du reste, cette étude n'est pas nouvelle, car Hippocrate, dans un traité qui est son chef-d'œuvre (traité des eaux, de l'air et des lieux), s'en était déjà occupé scientifiquement.

J'ai commencé, en 1820, les observations météorologiques qui font la base de ce travail ; je vais résumer celles faites pendant la dernière période décennale de 1857 à 1866. Ces dernières, je les ai faites à Saint-Claude, dans ma maison, à une altitude de 410 mètres, et à la campagne, au lieu dit la Patience, altitude 385 mètres.

J'ai apporté à ce travail tous les soins possibles avec les moyens que j'avais à ma disposition, d'abord bien imparfaits. Ces observations ont été faites deux fois par jour : le matin, à 6 heures en été, à 7 en hiver ; et le soir, à 2 heures, 2 heures et demie.

J'ai observé la température au moyen d'un thermomètre centigrade à mercure, exposé au Nord, et la pression atmosphérique, aux mêmes heures, au moyen d'un baromètre à cuvette ; je me suis servi, pour apprécier le maximum de la température, du thermomètre à bulle d'air de M. Walferdin, et pour le minimum, du thermomètre horizontal à alcool. L'hygromètre de Saussure, le pluviomètre de Pixii sont les instruments que j'avais en usage. Quant aux vents, j'ai remarqué leur direction par l'agitation des arbres, par la direction des nuages qui sont d'une grande importance en météorologie, et au moyen des girouettes, comme de la fumée des cheminées. Je n'ai fait cette observation que pour le courant inférieur comprenant la couche d'air existant entre le sol et la plus grande hauteur à laquelle la fumée puisse s'é-lever, avant que sa dissémination la fasse perdre de vue : mes observations faites à midi ne mentionnent que les vents dominants.

Quoique l'étude sur la direction et la vitesse des vents dans les couches supérieures de l'atmosphère offre un grand intérêt scientifique, il m'a paru pré-férable, au point de vue hygiénique, qui est celui de mon travail, de n'étudier ainsi les vents que dans les couches inférieures.

TEMPÉRATURE. (Thermométrie). — La température varie suivant les lieux, leur altitude, leur exposition, suivant les saisons, les mois et l'heure de la journée. Elle est très-variable à Saint-Claude ; les transitions y sont fréquentes et très-brusques, non-seulement d'un jour à l'autre, mais encore du matin à midi, de midi au soir, je dirais mieux, de deux heures en deux heures.

Toutes les parties de la ville n'offrent pas la même température : ainsi, les quartiers du Chapitre, du Marché, de Sur-la-Poyat et des Perrières, donnent constamment un ou deux degrés de plus que les autres points de la localité, tels que les faubourgs et l'extrémité de la rue du Pré. Il arrive de là que

la température æstivale est, à Saint-Claude, relativement élevée, et que les variations de cette température sont brusques et fréquentes ; il en résulte,
au point de vue hygiénique, une indication positive,
celle de conseiller, en général, l'usage des vêtements
de laine pendant l'été, surtout celui habituel d'une
ceinture de flanelle, en contact immédiat sur la peau.

La température moyenne de Saint-Claude, calculée
d'après celle plus loin indiquée du 1er janvier 1857 au
31 décembre 1866, est de 9° 43'.

Les tableaux suivants résument : le 1er, la marche
de la température par mois et par saisons dans l'année moyenne ; le 2e, la moyenne des saisons pendant une période de dix ans.

MOIS ET SAISONS.	SAINT-CLAUDE (altitude 400m)
Décembre	1° 40'
Janvier	1° 60'
Février	2° 00'
Hiver	1° 66'
Mars	5° 5'
Avril	9° 80'
Mai	12° 90'
Printemps	9° 15'
Juin	17° 80'
Juillet	19° 80'
Août	20° 30'
Été	18° 96'
Septembre	15° 20'
Octobre	11° 19'
Novembre	7° 80'
Automne	11° 29'
ANNÉE	9° 43'

MOYENNE DES SAISONS PENDANT UNE PÉRIODE DE DIX ANS.					MOYENNE ANNUELLE.	
Années	Hiver	Printemps	Eté	Automne	Années	Moyenne
1857	2· —	8· —	18· —	10· —	1857	8· 50'
1858	2· 60'	9· —	18· —	8· —	1858	8· 01'
1859	2· 90'	9· —	19· 10'	10· 20'	1859	8· 85'
1860	1· 97'	8· 60'	19· 20'	10· 10'	1860	8· 98'
1861	3· 20'	10· 40'	20· 20'	11· —	1861	9· 60'
1862	2· 10'	8· —	18· —	10· —	1862	8· 47'
1863	2· 20'	10· 70'	20· 90'	9· 50'	1863	9· 72'
1864	2· 10'	10· 40'	18· 10'	9· —	1864	8· 85'
1865	1· 90'	10· 20'	20· 10'	10· —	1865	9· 65'
1866	1· —	10· 10'	19· —	9· 20'	1866	9· 30'
Moyenne des saisons	2° 19'	9° 44'	19° 06'	9° 70'	Moyenne de 10 ans	9° 33'

En comparant la température moyenne de la ville à celle de la partie la plus élevée du canton de Saint-Claude, soit d'après l'altitude, on trouve que pour une élévation de 141 mètres la température s'abaisse de un degré.

LOCALITÉS	ALTITUDE	TEMPÉRAT. moyenne	DIFFÉRENCE d'altitude	DIFFÉRENCE de températ.	ALTITUDE par degrés
St-Claude ..	400	9° 43'			
Combe-du-L.	1,050	5° 50'	650ᵐ	9° 93'	141ᵐ (1)

Les mois où la température varie le plus à Saint-Claude, sont mars, avril et mai ; il n'est pas rare, à ces époques, de subir une variation de 18 à 24 dans une journée. La moyenne de ces différences, pendant dix ans, donne pour le mois d'avril 11° 2', et pour

(1) Extrait des Notes météorologiques prises pendant 5 années consécutives, à la Combe-du-Lac, par M. David, professeur.

le mois de mai 13° 90'. Les mois les moins variables sont juillet, septembre et octobre.

Le mois de juillet et la première quinzaine d'août présentent la température moyenne la plus élevée. Les pluies qui surviennent ordinairement après la mi-août refroidissent considérablement l'atmosphère.

Température moyenne du mois le plus chaud et du mois le plus froid.

1857	1862
Janvier — 0· 6'	Février — 1· 2'
Août + 20· 6'	Juillet + 20· 4'
1858	1863
Janvier — 0· 6'	Janvier — 0· 6'
Juillet + 22· 1'	Août + 21· 3'
1859	1864
Janvier — 0· 7'	Décembre — 1· 6'
Juillet + 20· 4'	Juillet + 19· 4'
1860	1865
Février — 9· 0'	Janvier — 1· 0'
Août + 17· 3'	Juillet + 21· 4'
1861	1866
Décembre — 1· 7'	Février — 0· 7'
Août + 18· 9'	Août + 18· 4'

Les températures extrêmes au-dessus et au-dessous de zéro durent peu à Saint-Claude. Ces températures anormales établissent des conditions générales très-préjudiciables à la santé : elles occasionnent des congestions de toute nature. L'histoire en fournit des exemples qui heureusement n'ont pas existé à Saint-Claude, au moins d'après ce qui est à ma connaissance.

5

Le froid cependant donne lieu, à Saint-Claude et sur les montagnes, à une série d'accidents physiologico-pathogéniques qui varient suivant les individus : à la face, aux mains, aux pieds, il survient des engelures, des érésypèles qui sont dus à la réaction des parties contre l'action directe du froid.

C'est aux changements brusques de température que l'on attribue généralement, à Saint-Claude comme partout, la naissance et l'éclosion d'un grand nombre de maladies, telles que rhumatismes, névralgies, diarrhées, dyssenteries, affections catarrhales des voies respiratoires; mais ces diverses maladies ne sont pas produites uniquement par les variations de température; elles le sont bien encore par l'action d'un froid humide qui, affaiblissant les forces, fait éprouver à nos organes des modifications fâcheuses : en été, soit en juillet et août, elles le sont par l'action d'une température très-élevée qui amène chez les habitants un nombre plus ou moins considérable de diarrhées et de dyssenteries.

C'est, selon moi, bien à tort que l'on attribue ces accidents à l'usage, à l'abus des fruits incomplètement mûrs, puis à l'eau bue en trop grande quantité; l'excès de la chaleur, les transpirations cutanées exagérées et leur suppression brusque par un abaissement de la température, sont une cause bien plus puissante de ces accidents. Ainsi, en 1857 et 1865, la température moyenne de l'été s'éleva exceptionnellement à 20° 6', et, dans ces années là, pour ne citer que celle de la période décennale qui a été l'objet de mes observations, l'on vit apparaître beaucoup de diarrhées, de dyssenteries à l'état épidémique.

La ville de St-Claude, et la partie sud de son territoire, pleins de charmes, pourtant, passent, aux yeux des étrangers, pour un pays d'une difficile habitation, à cause des particularités qui peuvent provenir de la configuration de son sol, de sa position resserrée au milieu des montagnes et surtout à cause de la comparaison avec les contrées environnantes.

Le tableau suivant servira à réformer cette opinion, en même temps que de termes de comparaison, tout en donnant des indications précieuses aux malades qui recherchent de faibles et insensibles variations dans la température, pour établir momentanément leur résidence dans un lieu propre à corriger l'affection dont ils sont atteints.

	ALTITUDE.	TEMPÉRATURE moyenne annuelle.	HIVER.	PRINTEMPS.	ÉTÉ.	AUTOMNE.	DIFFÉRENCE entre les moyennes de l'été et de l'hiver
St-Claude	400	9· 43'	2· 00'	9· 3'	18· 40'	11· "	15· 20'
Marseille	45	14· 8'	7· 42'	12· 8'	21· 41'	14· 95'	13· 69'
Paris	64	10· 8'	3· 3'	10· 3'	18· 1'	11· 2'	14· 8'
Nice	"	15· 6'	9· 3'	13· 3'	22· 3'	7· 2'	13· 2'
Toulon	"	15· 1'	8· 6'	13· 3'	22· 3'	16· 3'	13· 7'
Florence	64	15· 3'	6· 8'	14· 7'	24· "	15· 7'	17· 2'
Rome	53	15· 4'	8· 4'	14· 1'	22· 9'	16· 5'	14· 8'
Alger	"	17· 8'	12· 4'	17· 2'	28· 6'	21· 4'	11· 2'
Genève	396	9· 7'	1· 2'	9· 5'	15· 8'	10· 1'	14· 6'
Hyères	"	15· "	" "	" "	" "	" "	" "

On voit, d'après ce tableau, que la température du voisinage de la mer est, en général, moins sujette à de grandes variations que celle de l'intérieur des terres, et que, malgré l'altitude de la ville de Saint-Claude et sa situation au milieu de montagnes, les variations de la température des quatre saisons de l'année la rapprochent beaucoup d'autres villes dont l'habitation est préférée.

Les divers états de l'atmosphère font varier la température moyenne observée à Saint-Claude deux fois par jour.

SAISONS	Pluie	Orage	CIEL		VENTS							
			Serein	Couvert	Nord	N.-Est	N.-Ouest	Sud	S.-Est	S.-Ouest	Ouest	Est
Hiver....	7·»	9·7	3·8	5·2	3·0	0·3	5·1	5·7	3·4	6·5	4·6	5·8
Printemps	11·4	11·2	15·2	12·8		7·7	10·5	14·4	13·2	12·1	10·1	15·8
Eté.....	17·8	23·0	23·1	15·3	20·2	19·1	15·10	20·7	21·0	20·1	18·6	18·4
Automne .	13·10	17·0	16·1	16·7	12·6	11·9	12·4	14·5	13·3	13·9	12·3	10·4
Moyenne .	12° 7'	14° 8'	14° 8'	12° 5'	12° 1'	10° 0'	11° 0'	13° 8'	11° 8'	13° 1'	11° 7'	12° 6'

BAROMÉTRIE. — Poids de l'air. — On nomme baromètre l'instrument (le tube privé d'air) qui sert à mesurer la pression atmosphérique; il n'est réellement destiné qu'à mesurer le poids de l'air; il ne monte et ne descend qu'autant que ce poids augmente ou diminue.

A Saint-Claude et sur nos montagnes, le baro-

mètre est comme instrument propre à prédire les
changements de temps ; mais on l'accuse de n'être
pas toujours exact et d'annoncer souvent le contraire de ce qui arrive. Cette erreur vient de ce que
les personnes qui consultent ces instruments, en ont
qui ont été construits à Paris ou dans les départements voisins sur les graduations données par la
capitale. On ne peut donc tirer des indications utiles
du baromètre qu'en ayant égard à l'altitude du lieu
où l'on se trouve, à la direction des vents et à la
température de ce lieu.

Le baromètre varie, en chaque lieu, non-seulement
d'un jour à l'autre, mais encore dans une même
journée ; comme chacun a pu le remarquer, les
heures de variations diurnes paraissent être les mêmes
sous tous les climats, quelle que soit la latitude ; seulement, elles changent un peu suivant, les saisons.

Lorsque le baromètre descend ou monte lente-
ment, il fournit des indications extrêmement proba-
bles. On peut généralement espérer le beau temps,
lorsque la colonne mercurielle est élevée, et de la
pluie, quand le baromètre est bas ; mais ces phénomènes n'ont entre eux aucune connexion ; c'est seulement une simple coïncidence, et il n'est pas rare
de voir la pluie quand le baromètre est très-élevé, et
vice-versâ : cela étonne, mais ce ne sont que de
rares exceptions.

Quant aux variations ou oscillations barométriques
rapides, brusques, dans l'un ou l'autre sens, elles

présagent grosse pluie ou grand vent et tempête, lorsque les écarts sont très-grands.

Le tableau suivant donne la hauteur barométrique moyenne, à Saint-Claude, pendant les années ci-après:

	ALTITUDE	ANNÉES								
		1857	1858	1859	1860	1861	1862	1863	1864	1865
St-Claude..	400	727	728	728	728	729	730	731	729	727

Si la température était partout égale et constante, il ne se produirait aucun courant, et la pression atmosphérique, à hauteur égale, serait invariable et partout la même; donc point de vent. Kaentz formule, en ces termes, la loi des rapports : « Quand « le baromètre baisse dans un pays, cela tient à ce « que la température est plus élevée que celle des « contrées avoisinantes, soit parce qu'il s'est « échauffé directement, soit parce que ces contrées « se sont refroidies; au contraire, l'ascension du « baromètre prouve que ce pays devient plus froid « que ceux qui l'entourent. » (1)

ACTION DE LA PRESSION ATMOSPHÉRIQUE SUR LE CORPS HUMAIN. — On démontre, en physique, que le poids atmosphérique (de l'air) exerce sur le globe une pres-

(1) Météorologie, page 246.

sion considérable; qu'elle est sur le corps d'un homme adulte, de taille moyenne, égale à un poids de 15 mille 600 kilog. : c'est là pression atmosphérique qui serait représentée par une colonne de mercure de 756 millimètres. Cette pression devrait écraser l'individu qui est dessous, mais il y résiste et la supporte par la réaction des fluides élastiques qu'il renferme, et parce que cette pression se produit également dans tous les sens, se fait équilibre et sert plutôt à le soutenir qu'à le gêner : c'est comme le poisson qui nage librement sous une masse d'eau considérable. Il en résulte que les forces opposées, étant égales, se neutralisent et que nous n'avons nullement conscience du poids que nous supportons. Ce fait se produit au niveau de la mer, mais la pression atmosphérique augmente ou diminue suivant que l'on s'enfonce dans les entrailles de la terre, au sein de laquelle on ne pénètre qu'exceptionnellement à des profondeurs qui dépassent 500 ou 600 mètres; à cette profondeur, les effets de la pression sont peu considérables. Les phénomènes qui se produisent ont été peu connus jusqu'au jour où le docteur Pravaz et M. Tabarié ont fait des expériences, pour avoir une idée de ce qui arriverait sous une pression considérable; ces derniers ont même poussé jusqu'à 3 à 4 atmosphères la compression de l'air sous laquelle des ouvriers ont pu travailler.

Mais il n'en est pas de même de la diminution de la pression atmosphérique (pesanteur de l'air) :

elle offre des phénomènes dont la constatation est
plus facile, même dans les circonstances ordinaires de la vie, soit que l'homme gravisse de hautes
montagnes, soit qu'il s'élève dans l'air, au moyen
d'un ballon. Notre savant Gay-Lussac qui, le 20
fructidor an XII, s'est élevé, en ballon, à une hauteur de 7,000 mètres, a fait connaître, d'une manière très-exacte et très-émouvante, ses diverses sen-
sations.

Dans ses ascensions sur les hautes montagnes,
l'homme éprouve un malaise général, de la lassitude : sa respiration est accélérée, il ressent vivement le froid ; il a une soif ardente, des éblouisse-
ments, des vertiges, etc. Tous ces phénomènes ou
modifications organiques et fonctionnelles ont pour
cause : la moindre densité et la plus grande raré-
faction de l'air, qui contient moins d'oxygène nécessaire à la respiration.

Ces phénomènes ne se produisent pas également
chez tous les individus : ils varient avec la constitution, l'habitude et l'acclimatement dans les lieux
élevés. Ainsi, les habitants de nos Montagnes voient
survenir dans leurs habitudes des modifications phy-
siologiques qui s'harmonisent avec le milieu raré-
fié au sein duquel ils vivent : leur respiration devient
normalement accélérée, ils supportent bien la fatigue, ils ont bon appétit et digèrent rapidement.
C'est, pour ces raisons, que nos Montagnards sont
en général, forts, vigoureux, aptes à toutes les fati-

gues et supérieurs aux hommes vigoureux en apparence, mais non acclimatés à nos Montagnes.

On voit, par là, que les différents degrés de la
pression atmosphériques ont des effets très-marqués
sur l'organisme humain, sur le développement des
maladies, non-seulement dans les situations extrêmes, mais encore dans les conditions ordinaires de
la vie. En effet, on constate, chaque jour, ce fait
fondamental : que les fonctions s'exécutent avec plus
d'énergie, qu'on éprouve une sensation de bien-
être toute particulière, lorsque le baromètre s'élève,
et qu'elles deviennent parfois pénibles quand il
baisse d'une manière notable : ce qui nous fait
dire que le temps est lourd, quand nous devrions
dire le contraire et traduire cette sensation en
disant qu'on se sent lourd.

Comme conséquence de la moindre densité de
l'air de nos Montagnes, cet air n'est point favorable aux personnes atteintes de maladies des organes
respiratoires ou circulatoires, mais il est très-avan-
tageux pour refaire et fortifier les tempéraments
lymphatiques, ainsi que toutes les débilités, sans
lésions organiques, surtout lorsqu'on y joint une
nourriture bien appropriée, c'est-à-dire un régime
tonique (fortifiant).

Je laisse à d'autres plus habiles la prétention d'ex-
pliquer les phénomènes d'abaissement plus ou moins
marqué de mercure, quand le temps se met à la
pluie, surtout à l'approche des ouragans, de la tem-

pête; ou bien, au contraire, de l'élévation de la
colonne mercurielle, quand le temps paraît fixe, au
beau, et toutes les oscillations accidentelles qui dé-
pendent d'une foule de circonstances multiples, in-
certaines, fréquemment obscures.

VENTS. — Les vents purifient l'atmosphère (l'air),
en le renouvelant; ils adoucissent l'air des climats
froids et raffraîchissent celui des pays chauds : ils
modifient toujours avantageusement les grandes épidémies qui surgissent sous l'empire de causes encore
insaisissables aujourd'hui, comme la fièvre thyphoïde
et le redoutable choléra. Au point de vue de l'agriculture, les vents favorisent la fécondation des fleurs
par l'agitation des rameaux, et le transport, à de
grandes distances, du pollen, germe de reproduction.

Comme on le sait, les vents ont pour cause la
rupture de l'équilibre de l'état de l'atmosphère.
Cette rupture est reproduite par beaucoup de causes,
qui se réduisent toutes à des différences de température, entre des pays voisins.

Par ordre de vitesse, on classe les vents de la
manière suivante : souffle, zéphir, brise légère, brise
ou vent frais, brise combinée, tempête, ouragan.

Les vents sont généraux ou locaux; les premiers
s'observent particulièrement à une certaine hauteur, notamment au-dessus des nuages.

Les seconds se font sentir ordinairement à la
surface du sol; l'altitude, l'exposition et la topo-

graphie, en sont, en général, la principale cause.
Le plus ordinaire des vents locaux, à Saint-Claude,
est vulgairement appelé *le joré* : il nous vient du
Nord-Ouest. Lorsqu'il se met à souffler, le ciel se
voile aussitôt de sombres et froids nuages. Il alterne
souvent sur les montagnes avec le vent de Nord-
Est, appelé vulgairement *la bise*. Lorsque ce vent
prend le dessus, aussitôt le ciel s'éclaircit; si c'est
le soir, le ciel se pare de toutes ses étoiles et la
température s'abaisse très-sensiblement. Il donne
fréquemment lieu à des maux d'yeux, de dents,
à des rhumes et des fluctions de poitrine.

On appele *vent dominant* celui qui règne le plus
ordinairement en France; c'est le vent du Sud-
Ouest; ceux qui règnent souvent ici sont ceux de
l'Ouest, Sud-Ouest, Est et Nord-Est, conformément
à la remarque généralement faite par les habitants.

Le tableau suivant établit leur fréquence, pendant
la période décennale de 1857 à 1866 inclusivement.

	Années	Nord	N.-Est	N.-Ouest	Sud	Sud-Est	S.-Ouest	Est	Ouest
Saint-Claude	1857	38	33	19	85	74	32	56	27
	1858	47	46	45	53	80	21	46	92
	1859	49	24	35	50	22	23	47	112
	1860	21	11	86	24	22	99	28	67
	1861	24	43	30	40	27	75	43	44
	1862	18	37	36	86	19	80	28	34
	1863	14	10	15	59	50	77	61	38
	1864	25	28	51	53	30	35	73	37
	1865	26	26	24	77	40	74	50	28
	1866	30	20	37	65	35	40	107	37
Année moyenne		29	27	38	59	32	58	54	51

Le total des vents de chaque année, à Saint-Claude, peut dépasser ou ne pas atteindre le nombre des jours de l'année, attendu que certains jours ont pu éprouver plusieurs vents et d'autres jours offrir un temps calme.

Dans les années sèches, à Saint-Claude, les vents de Nord-Est, du Sud-Est, du Nord-Ouest et de l'Est sont plus fréquents que dans les années pluvieuses.

Le tableau suivant résume la comparaison de l'année 1865, la plus sèche, avec 1866, la plus pluvieuse après 1860, de celles qui ont été l'objet de ces observations.

Années	N.-Est	Nord	Est	Sud-Est	Sud	S.-Ouest	Ouest	N.-Ouest
1865	86	22	20	40	72	35	33	64
1866	48	30	40	10	105	60	95	30

Dans les années pluvieuses, les vents du Sud, d'Ouest, Sud-Ouest et du Nord, sont plus communs. J'ai fait la même remarque pour 1857 et 1860.

Les vents de Sud-Est, de Nord, Nord-Est, se succèdent alternativement : cette mutation subite amène une variation brusque et fort sensible dans l'atmosphère. Il en est de même pour le vent d'Ouest qui éprouve les mêmes variations ; mais celui-ci est toujours humide et précurseur de la pluie, surtout en été, dans les années sèches. Les vapeurs aqueuses dont ce vent se sature, se condensent, couvrent l'atmosphère et se résolvent en pluie, quelquefois en neige; on éprouve alors un froid piquant. Nous devons attribuer ces baisses subites dans notre atmosphère, déterminées par le souffle des vents d'Est, Nord-Est, à notre trop grande proximité des Alpes qui condensent et dépouillent ces vents de leur calorique, lors de leur passage sur ces sommets couverts de frimats et de neiges éternelles.

Leur effet sur le corps, en ralentissant la transpiration et en accroissant l'absorption des principes dont l'atmosphère est chargé, est d'établir une disposition morbide qui ouvre la voie aux causes déterminantes de nos diverses maladies. Au point de vue de l'agriculture, ils compromettent le peu de récoltes de nos montagnes, s'ils soufflent en mai et en juin.

Les vents d'Est, Nord-Est arrivent toujours à Saint-Claude par un ciel pur; ils sont éminemment bienfaisants; on les observe le plus souvent le matin. La poitrine les aspire avec délices.

Les mouvements du corps sont beaucoup plus faciles; l'intelligence participe à ce bien-être : elle est plus nette, plus active.

Les vents du Nord, du Nord-Est viennent ensuite pour la fréquence; ils soufflent par un ciel bleu; leur influence sur la santé est salutaire; ils sont ordinairement secs et froids; ils réveillent le ton des organes, affermissent la santé, mais ils peuvent être funestes aux poitrines délicates, aux vieillards et aux personnes *débilitées*, affaiblies par une cause quelconque. Les vents du Nord et du Nord-Est règnent à Saint-Claude particulièrement au printemps : alors ils durent peu ; mais, si c'est en hiver, ils tiennent longtemps, le froid est rigoureux, comme j'ai pu le constater en 1829 et en 1850, les 20, 21, 22 janvier et le 1er janvier 1831, jour où le thermomètre réaumur marqua 22 degrés 3/4 — 0, à Septmoncel, où j'étais alors. Si ces vents persistent dans nos Montagnes, en été, ils dissipent rapidement les nuages, rendent au ciel toute sa sérénité et ont pour conséquence une sécheresse prolongée, pendant laquelle, après les journées de la température la plus élevée, 31 + 0 c., et après le temps le plus serein (le plus clair, comme disent les Montagnards), ils gèlent les orges, les avoines surtout, dans les bas fonds. Ce phénomène a lieu le plus souvent au commencement du mois de juillet, au lever du soleil, dans la matinée des plus belles journées, quelquefois à 10 heures du soir, comme l'a noté maintes fois M. David, professeur émérite, à la Combe-du-Lac, commune de la Moura. Qu'il reçoive ici mes remerciements pour l'extrême obligeance avec laquelle il a bien voulu m'aider, me communiquer ses notes météorologiques.

Quand les pluies surviennent avec le vent du Nord, la neige succède aussitôt ; elle persiste longtemps. Il en résulte un froid sec qui n'offre pas à Saint-Claude, les inconvénients de l'humidité froide

qui est un des désagréments que l'on a dans les
résidences des villes d'une altitude moindre, situées
plus au midi, Lyon, par exemple.

Le vent du Sud souffle souvent, en été, plusieurs
jours de suite, par un ciel serein, et le baromètre
descend comme à l'approche d'une tempête. Ce vent
est en général funeste pour la santé publique; il
nuit même aux plantes, il les flétrit, les dessèche.
Quand il souffle par rafales, le corps éprouve une
lassitude générale, tout mouvement est pénible, la
tête est lourde, on est tourmenté par la soif : la
peau est sèche, l'organisme tout entier semble sous
l'influence d'une tension électrique très-désagréable. Le vent du Sud, à ondées régulières, ne produit pas sur l'organisme les effets que je viens de
décrire; ce vent, qui est généralement débilitant,
produit des effets salutaires chez les individus atteints
de rhumatismes; il détermine des sueurs qui appor-
tent momentanément des modifications heureuses :
malheur aux rhumatisants qui, dans ces circonstances, ne se mettent pas à l'abri des variations atmosphériques si fréquentes à Saint-Claude.

J'ai toujours observé dans notre ville et dans
toute la Montagne, que les maladies s'aggravent sous
la prédominance de ce vent, tandis quelles perdent
de leur intensité sous le règne des vents d'Est, du
Nord et du Nord-Est.

La prédominance des vents du Nord, du Nord-
Est et du vent d'Est à Saint-Claude et dans toute la

Montagne, ne serait-elle pas une des causes qui em-
pêchent le choléra et même la fièvre thyphoïde de
naître et se développer dans notre ville, sous forme
épidémique. J'exerce depuis bientôt 50 ans ; j'ai
observé nombre de cas sporadiques, de fièvres thyphoïdes, mais jamais épidémiques en ville. J'ai fait
la même remarque à l'Hôpital.

Les vents d'Ouest et de Sud-Ouest, à Saint-Claude
et dans toute la Montagne, amènent le plus grand
nombre de jours pluvieux : c'est aussi de ces côtés
que viennent les plus grandes quantités de neige.

Je dois faire remarquer que les vents du Sud-
Ouest et du Sud lancent la pluie avec force contre
les édifices dont les murs, exposés au Sud et au Sud-
Ouest, se couvrent d'humidité et quelquefois de moi-
sissure très-préjudiciable à la santé des habitants.
Pour garantir de cette humidité, on se sert, dans
nos Montagnes, de lames de sapin (*tavaillons*), qui
pourraient être remplacées aujourd'hui avec avantage, presque sans peine et à moins de frais, par
l'excellent procédé de M. Kulmann, de Lille : la
vitrification *des surfaces des murs, au moyen du
silicate de potasse ou de soude.*

NUAGES, BROUILLARDS. — Les brouillards se forment
par un temps humide, quand l'air est plus froid que
le sol. Il sont des masses de vapeurs qui flottent au
gré des vents. Leur constitution est identique à celle
des nuages ; seulement, tandis que les brouillards

rasent le sol, les nuages sont situés plus ou moins haut dans l'atmosphère. La hauteur moyenne à laquelle ils s'élèvent est de 3,000 mètres.

Le lever et le coucher du soleil sont les moments les plus favorables pour l'observation des nuages.

A Saint-Claude, ils sont très-rares en été; plus fréquents en hiver et au printemps qu'en automne; dans cette saison, ils coïncident généralement avec les beaux jours qu'on appelle l'été de la Saint-Martin.

Tandis que la partie basse du département, même la partie Sud du canton de Saint-Claude, sont comme ensevelies dans les brouillards, on jouit alors dans notre ville d'un soleil splendide. Les habitants se trouvent ainsi dédommagés de l'absence du printemps qui leur fait souvent défaut dans sa première moitié. C'est dans cette saison — le printemps — que les variations de température sont plus sensibles : les habitants, pour prévenir les maladies, ne doivent donc pas quitter les vêtements d'hiver avant la mi-mai; quelquefois la prudence dépasse utilement ce terme.

Le tableau suivant indique le nombre des jours de brouillards dans l'année moyenne (pendant la période de 10 ans), de 1857 à 1866.

Saint-Claude.	Année météorologique	Décembre	Janvier	Février	Mars	Avril	Mai	Juin	Juillet	Août.	Septembre	Octobre	Novembre	Année
		3	1	2	4	3	2	1	0	1	1	2	2	22

6

Ces brouillards, n'obscurcissent, ne dérobent jamais complétement le ciel; il est même rare qu'ils durent toute la journée; ils se dissipent ordinairement de 10 à 11 heures, à midi. C'est au faubourg Marcel qu'ils ont leur maximum d'intensité; quand ce faubourg est plongé dans une brume épaisse, il n'est pas rare de voir la partie haute de la ville, surtout le quartier du Chapitre, jouir d'un ciel pur, d'un chaud soleil.

La fréquence et la persistance des brouillards dans le faubourg Marcel ont pour cause toute naturelle sa position entre deux cours d'eau : la Bienne et le Tacon, et aussi la hauteur, la proximité des montagnes qui le privent de l'action bienfaisante de soleil pendant deux mois et demi de l'année.

PLUIE. — La pluie est le résultat de la condensation des vapeurs ou nuages, à une température plus élevée que celle de 0 c.

Malgré toute l'attention que j'y ai mise, les observations, peut-être bien imparfaites, que j'ai pu faire pendant la période décennale de 1857 à 1866 inclusivement, me permettent cependant de donner, par approximation, la quantité d'eau pluviale tombée à Saint Claude; je n'ai pu le faire pour la partie de son territoire distant de 9 kilomètres, le Haut-Cré, dont l'altitude est de 1,000 mètres.

Le tableau suivant indique la quantité moyenne d'eau tombée pendant les années 1857 à 1866.

1857	1858	1859	1860	1861	1862	1863	1864	1865	1866
1,430	1,463	1,530	1,900	1,750	1,800	1,904	1,740	1,310	1,910

La distribution de pluie, selon les saisons, est plus abondante au printemps et en hiver qu'en automne et en été.

On ne peut dire quel est le mois qui donne le plus de pluie ou d'eau en général, à cause de l'extrême variabilité dépendant d'une foule de conditions inhérentes à nos Montagnes, où l'on remarque, généralement, que les mois de juillet et de janvier sont ceux où il en tombe le moins.

Janvier	Février	Mars	Avril	Mai	Juin	Juillet	Août	Septembre	Octobre	Novembre	Décembre
101	108	118	164	145	135	102	173	140	131	132	130

Quoi qu'il soit très-difficile de l'apprécier, j'ai pu constater qu'il tombe plus de pluie pendant la lune décroissante que pendant la lune croissante.

Les pluies les plus fortes que j'ai pu constater depuis 1820, sont celles qui ont eu lieu le 12 novembre 1829 et à la fin d'octobre 1840. La première a coïncidé avec un orage épouvantable qui a grondé et sévi sur toute la ville et sur les montagnes qui la dominent, depuis les 2 heures du soir jusqu'au lendemain matin. La soirée de la veille, la matinée du jour avaient été nuageuses; le vent soufflait Sud-Ouest; le thermomètre centigradre marquait à une heure du soir, 17° 4'; rien ne faisait prévoir cette pluie torrentielle prolongée.

L'humidité est chaude ou froide; elle exerce sur les corps des effets différents : chaude, elle favorise la fermentation putride des débris animaux et végétaux; elle débilite le système musculaire et rend l'appétit presque nul. Les fonctions intellectuelles s'exécutent moins bien; on se sent mal à l'aise et on l'exprime en disant: Que l'air est lourd! L'humidité froide abat les forces, fait éprouver à nos organes des modifications fâcheuses et, sous son influence, naissent les rhumatismes, les affections constitution-nelles, les scrofules, la phtbisie pulmonaire. Ces affections y trouvent l'élément essentiel de leur développement et n'attendent, lorsqu'on habite des lieux *froids, humides,* qu'une cause occasionnelle pour éclater avec leur terrible cortége, dont les conséquences ne se font pas attendre.

NEIGE. — Quand la température est voisine de zéro, la résolution de la vapeur d'eau se fait ordinairement en neige.

En général, la neige tombe en petite quantité à Saint-Claude, malgré l'altitude de la ville : il est rare qu'elle y séjourne plusieurs jours de suite; tandis que les montagnes qui l'environnent et une partie de son

territoire (le Haut-Cré) en sont couvertes d'un mètre
à un mètre et demi, quoique la différence de la température moyenne de la partie basse et celle de la
partie haute ne soit que de quelques degrés (4 à 5).

Il ne m'a pas été possible d'apprécier d'une manière rigoureuse, suivie et exacte, la quantité d'eau
provenant de la chute de neige qui fond, à Saint-
Claude, le plus souvent, au fur et à mesure qu'elle
tombe.

A la ville, la neige se montre dans la première
quinzaine d'octobre, mais elle fond en tombant. C'est
seulement sur la fin de décembre, en janvier, février,
mars, que, par fois, elle couvre le sol de 15 à 20 centimètres. Sa durée moyenne est de 8 à 12 jours : je
l'ai vu rarement durer plus de 15 à 20 jours.

La plus forte quantité de neige, tombée sur la ville
et ses alentours, a eu lieu dans la nuit du 27 au 28
février 1840 : elle fut de 46 centimètres. Le sol n'en
resta couvert que 5 jours. Quant aux plus fortes couches de neige tombées sur la montagne, je les ai
constatées dans les hivers de 1820, 1821, 1840, 1841,
1843, 1844, 1849, 1850, 1851, 1864 et 1865.

Plusieurs fois, chaque hiver, la neige est tombée
en ville en plus ou moins grande abondance.

Dans certaines circonstances, elle a coïncidé avec
la tempête, comme le 1er janvier 1856, le 8 mars 1860;
quelquefois avec le verglas, comme le 1er janvier
1863; ou avec la fonte de neige et la pluie, comme
au 1er janvier 1864. Le germe des maladies se sème

quelquefois une année, six mois à l'avance : c'était déjà l'avis d'Hippocrate.

Le tableau suivant résume la moyenne des jours de neige en ville (Saint-Claude).

Année météorolog.	Décembre	Janvier	Février	Mars	Avril	Mai	Juin	Juillet	Août	Septembre	Octobre	Novembre
	5	4	5	6	3	1	0	0	0	0	1	3

GRÊLE. — Il n'est pas rare qu'il grêle à Saint-Claude ; c'est au printemps que ce phénomène météorologique a lieu plus fréquemment, l'été vient après, l'automne ensuite.

Les mois les plus mauvais, sous ce rapport, sont les mois de mars, mai, avril, août et septembre.

Il nous tombe aussi quelquefois de la grêle pendant les orages et à l'époque des grandes chaleurs : le volume des grelons ne dépasse guère celui d'un pois ordinaire. Mais, heureusement, nous n'avons jamais de ces grelons énormes qui dévastent tout dans les pays-bas. Je n'en ai vu de semblables, en ville, que le 22 mai 1839.

Contrairement à ce qui se dit et se répète sans raison, j'ai annoté qu'il en tombe, chaque année, plusieurs fois pendant la nuit : ce qui confirme, dans notre pays, l'exactitude de l'assertion du docteur Foissac (*Météorologie*, tome II, page 74).

TONNERRE. — Le tonnerre est un bruit violent qui accompagne l'éclair, lumière éblouissante qui éclate en même temps.

Il n'a jamais tonné à Saint-Claude, autant que je puis le savoir, en janvier; il y tonne fréquemment en juillet, plus fréquemment encore en août; dans les autres mois, il y tonne très-rarement.

Voici la moyenne du nombre de jours qu'il a tonné, *chaque année*, pendant la période décennale de 1857 à 1866 inclusivement.

Année météorolog.	Décembre	Janvier	Février	Mars	Avril	Mai	Juin	Juillet	Août	Septembre	Octobre	Novembre
	2	0	0	1	3	3	3	4	5	3	1	1

Le tonnerre n'est jamais tombé à Saint-Claude sur des édifices; il n'y a point occasionné d'incendie.

Les nuées orageuses se dirigent presque toujours sur les montagnes qui dominent la ville : *Feriunt summos fulmina montes.* Celles-là sont une sorte de paratonnerre qui préserve la ville des effets extraordinaires de l'électricité dont l'homme est le témoin ou la victime.

Pour prouver la direction des orages sur les montagnes, je pourrais, quant à ces derniers, citer ceux qui ont eu lieu depuis 1820. Je me bornerai à indiquer ceux de la même période de 1857 à 1866. Je trouve par ordre de fréquence :

ANNÉES									
1857	1858	1859	1860	1861	1862	1863	1864	1865	1866
10	11	8	7	6	6	5	4	5	3

Quant à leur fréquence, suivant les saisons, je constate que les orages sont presque inconnus en hiver à Saint-Claude; plus de la moitié surviennent en été; un nombre, à peu près égal, éclate dans les journées chaudes du printemps et de l'automne.

En jettant un coup d'œil sur mes notes météorologiques, je vois que ces orages ont surgi 41 fois entre midi et 4 heures, et qu'ils sont fort rares le matin.

Il n'existe, à Saint-Claude, qu'un seul paratonnerre sur la toiture du chœur de l'église paroissiale, notre cathédrale. Quoiqu'il y ait peu de maisons qui, par leur élévation et leurs autres dimensions, exigeraient ce moyen préservatif, je n'en pense pas moins qu'un excès de prudence serait préférable au défaut de prévoyance.

Il paraît cependant bien établi aujourd'hui que les fulgurations ne sont pas aussi fréquentes dans les villes que dans les campagnes; qu'il n'y a, à ma connaissance, qu'un seul exemple de décès par la foudre dans un chef-lieu d'arrondissement : c'est à Nantua (Ain). Aucun autre accident de cette nature n'a eu lieu ni à Paris, ni à Londres, ni dans aucun des chefs-lieux de département.

On est cependant plus en sûreté dans l'intérieur
d'une maison que dans les champs ; dans ces derniers,
le danger est plus grand sous les arbres que partout
ailleurs : il en est un cependant, le hêtre, qui est le plus
commun sur nos montagnes ; cet arbre jouit, suivant
un auteur Anglais, M. Sidebotam, d'une immunité
parfaite, heureux privilége ! et, comme on le disait
autrefois du laurier, il préserve de la foudre ! Ceux
(les arbres) qui font courir un grand danger, d'après
la statistique, sont le chêne, le peuplier, l'érable,
le saule, le maronnier, le noyer, l'aubépine et l'orme.
L'expérience a démontré que le danger est plus grand
pour les animaux que pour l'homme.

M. Boudin (1) dit qu'indépendamment de l'action
normale de la foudre, l'homme peut aussi être foudroyé par le sol, par les métaux fortement électrisés,
notamment par les fils électriques, à une distance
plus ou moins considérable du lieu où se produit
l'accident : 1° que l'homme peut subir tous les degrés
de fulguration par le contact d'un homme mort ou
vivant et récemment foudroyé ; 2° que l'on doit éviter
avec soin de toucher les fils électriques pendant un
temps d'orage ; 3° que les personnes appelées à se
mettre en contact avec les individus récemment fou-
droyés doivent préalablement s'assurer de l'état électrique de ces derniers et les mettre en contact avec
un corps bon conducteur du fluide électrique.

(1) Mémoire de Médecine, de Chirurgie et de Pharmacie, tome XIII,
6e fascicule.

Quoique le danger de la fulguration paraisse ne pas exister autant à Saint-Claude que dans d'autres localités, il ne me semble pas inutile de s'en préoccuper, surtout pour ce qui regarde les habitations.

Franklin recommande à ceux qui redoutent la foudre : 1° « De s'éloigner des cheminées, de la suie, « comme des métaux ayant la propriété d'attirer la « foudre; 2° d'éviter le voisinage ou le contact des « métaux, des glaces, des dorures, des cloches et de « leur son, d'ôter les ornements métalliques qu'on a « sur soi; 3° de ne point se placer sous un lustre, « ou un object quelconque de métal, sous un arbre, « sous un objet élevé; 4° de diminuer autant que « possible les points de contact avec le sol et les « murs. Un hamac de soie dans un vaste local est « probablement le plus sûr refuge contre les risques « de la fulguration. »

Le paratonnerre, trop peu mis en usage sur les habitations privées et même sur les édifices publics, dispense de toutes les précautions personnelles. Il résume la prophilaxie contre l'électricité atmosphérique. (M. Lévy, *Traité d'hygiène publique et privée*, tome Ier, page 367).

OZONE. — L'ozone, ou air électrisé, est un corps généralement peu connu. Les premières notions sur l'ozone ne remontent pas à un temps éloigné; il a d'abord été considéré comme un principe odorant émanant d'un corps simple, élémentaire, et, plus tard, comme un composé d'oxygène.

Pour les observations que j'ai pu faire depuis 1861, j'ai employé le papier Jame de Sédan. Mon appareil ozonométrique a été placé à 3 mètres au-dessus du sol, sur la place Saint-Pierre, où se trouve ma maison. J'ai constamment vu l'ozonomètre déceler la présence de l'ozone, surtout en automne et au printemps, pendant les pluies et les grands vents; j'ai observé la teinte noire, brune que James indique par le numémo 20, qui est le plus haut degré de l'échelle.

Quant au rapport de l'ozone avec les maladies et son influence sur leur production, comme celles de poitrine, si communes dans nos Montagnes, surtout en ville, ce fait est connu de tout le monde; ces affections s'observent le plus fréquemment en automne et au printemps, époque à laquelle l'ozonification atmosphérique est à son maximum, à Saint-Claude.

Ce que l'on sait de l'ozone est encore bien incertain; dernièrement, un observateur a annoncé avoir obtenu la teinte foncée de l'ozonomètre, au milieu des miasmes marécageux. Cette question demande donc de nouvelles études. Le temps et l'expérience diront ce que l'on doit accepter ou refuser. J'apporte ma petite pierre à l'édifice, en consignant ici les faits résultant de mes observations dans notre localité.

On désigne, aujourd'hui, sous ce nom, l'oxygène amené à un état particulier, soit par l'influence de décharges électriques, soit par celle de certains agents, tels que le phosphore, *Schœnbein de Bâle*, etc.

Des Monuments et Institutions de bienfaisance à Saint-Claude, dans leur rapport avec l'hygiène publique et privée.

CATHÉDRALE. — L'église cathédrale de Saint-Claude, qui sert d'église de paroisse, est régulièrement orientée. Sa façade n'a jamais été achevée : elle a été bâtie, à plusieurs reprises, en forme de croix latine, à trois nefs. C'est un monument remarquable, non par le style de son architecture, — il est lourd, massif — mais par la sévérité même de ce style, par la hauteur importante de son vaisseau, par celle des nefs collatérales, qui ne diffèrent guère de la principale, et surtout par la belle et large coupe ellyptique du chœur. On en trouve peu de plus remarquables, même dans la capitale. Elle est citée pour une des plus belles églises de France, par un véritable homme de goût.

L'église de Saint-Claude, convenablement isolée, offre la capacité nécessaire avec la population qu'elle doit recevoir ; mais en y pénétrant un froid humide vous y enveloppe : défaut de ventilation et de chauffage, tel est le reproche que l'on peut faire à la cathédrale de Saint-Claude. Je cherche vainement les raisons qui pourraient s'opposer à la disparition de ces inconvénients ; la piété des fidèles n'y perdrait rien et leur santé y gagnerait.

Aussi bien que la lumière, l'air pur est nécersaire
à l'homme , et cependant notre église est plongée,
les trois quart de l'année, dans une demi humidité
qui résulte du défaut de ventilation et de chauffage.
Il est donc bien désirable que la Fabrique prenne les
mesures nécessaires pour établir des calorifères déjà
adoptés dans la plupart des églises.

Pourquoi ne remplacerait-on pas les froides dalles
de pierre par des parquets en bois de chêne, ou bien
ne les recouvrirait-on pas de tapis pleins ? C'est à tort
que l'on voudrait me reprocher, comme un véritable
sybaritisme, toutes ces modifications hygiéniques qui,
en définitive, se réduisent à demander pour notre
église de l'air pur, et pendant l'hiver un peu de chaleur artificielle.

Il n'est plus pardonnable de voir négliger dans les
églises les préceptes les plus élémentaires de l'hygiène, qui se lient à la religion par la morale, par la
croyance et par la pratique du culte, surtout en présence des précautions hygiéniques dont on entoure,
aujourd'hui, tous les édifices et particuliers et publics,
les théâtres, par exemple, etc.

HÔTEL-DE-VILLE. — L'Hôtel-de-Ville, situé au milieu de la rue principale dite du Pré, est un bâtiment carré allongé, d'une architecture lourde, sévère,
sans ordre dominant. Il est composé d'un étage, où
se trouvent la salle de Mairie, le Cabinet du Maire,
les bureaux, la bibliothèque fondée, commencée en

1835 au moyen des dons des citoyens résidants en ville et forains. Elle est composée aujourd'hui de 5600 volumes et quelques manuscrits. Le public y est admis le jeudi et le dimanche.

Il est à regretter qu'il ne soit pas permis d'y être admis le soir, surtout en été, depuis les quatre heures. Les occupations de la journée sont un empêchement pour les nombreux ouvriers. La jouissance, dès lors, en est restreinte à un petit nombre de personnes privilégiées.

A l'étage, se trouvent encore les bureaux du Commissaire de police et la salle d'hiver du Conseil municipal ; au rez de chaussée, le tribunal de paix, le corps de garde et le dépôt des pompes de la ville.

Une cour assez vaste sépare le premier corps de bâtiment d'un autre plus raproché de la montagne, dont une partie très-insalubrement enfouie derrière un exhaussement de terrain qui sert de jardin et qui le rend d'une humidité telle qu'il ne peut être habité *sans danger.*

L'Hôtel-de-Ville n'est point isolé. Il est enclavé au milieu de maisons particulières, dans le quartier le plus populeux. Son exposition et sa cour laissent beaucoup à désirer au point de vue hygiénique.

La première pierre de cet édifice a été posée le 15 août 1812, l'an 8 du règne de Napoléon Ier.

Les fonds pour son établissement furent donnés par le Gouvernement, en vertu d'un décret rendu à Fontainebleau le 10 août 1810. Ces fonds furent sollicités et obtenus par M. Crestin, Jean-Baptiste, qui était, à cette époque, maire de Saint-Claude.

HÔPITAL. — L'Hôpital de Saint-Claude, remarquable par son ensemble monumental, ses dispositions vastes et bien appropriées, est situé hors de la ville, sur la rive gauche de la rivière du Tacon qui en longe toutes les dépendances.

Il est isolé et parfaitement exempt de bruits et des émanations des rues. On ignore le temps et les auteurs de sa fondation. C'est un édifice régulier dans sa forme, percé de nombreuses fenêtres qui se correspondent d'une face à l'autre. Il a un aspect riant; tout y respire le calme qui convient à sa destination, il présente les meilleures conditions hygiéniques, sous le rapport de son orientation, de ses dispositions générales et de son peu d'élévation.

Il se compose de trois corps de logis construits dans de larges dimensions ayant chacun un rez de chaussée et un étage, dont deux sont parallèles; le troisième les relie par le milieu.

A l'Est et à l'Ouest des bâtiments, et tout le long, règne un corridor en arcades voûtées qui portent une galerie d'un mètre 50 centimètres de largeur : cette galerie ou balcon sert à la desserte des salles, de promenoir aux malades convalescents encore faibles, qui peuvent y jouir de la chaleur vivifiante du soleil et respirer l'air pur de la campagne.

Il a, au Midi, une cour spacieuse ornée d'une fon-

taine intarissable, de deux magnifiques maronniers
plus que séculaires, un jardin d'une étendue peu
commune dans les montagnes, et au Nord une vaste
prairie nommée le Grand-Verger, qui s'étend au-
delà.

Au rez de chaussée se voient les cuisines, la pharmacie, les réffectoire et dortoir des sœurs, les bûchers,
la buanderie, le four, les caves, les écuries, les fenils,
la chambre-basse où l'on dépose les aliénés ou les
individus réputés tels, en attendant qu'ils soient
relaxés ou dirigés sur une maison spéciale de santé:
cette chambre, elle est bien triste, bien froide, et il
est pénible d'y voir renfermer un homme innocent,
le plus souvent inoffensif; enfin, une salle de bains
qui a été établie depuis peu : elle aurait pu l'être plus
avantageusement à l'étage. Les malades très-faibles
ou très-impressionnables au froid sont obligés de
quitter leur lit, de faire un long trajet pour prendre
leur bain dans un lieu froid.

Ne le pouvant, on est obligé de placer une baignoire dans la salle commune, d'y apporter l'eau
nécessaire avec beaucoup de peine et le malade est
contraint de se dépouiller de ses vêtements devant
les autres malades. Pour éviter ces graves inconvénients, qu'il importe de faire disparaître, l'Administration donnera une nouvelle preuve de sa sollicitude
pour le service des malades, en faisant établir un
appareil, à jet ascensionnel, pour amener dans les
salles l'eau chaude ou froide nécessaire à tous les

besoins des malades. — On se rend aux étages par un commode et bel escalier : il conduit à une vaste salle, parfaitement éclairée par dix grandes fenêtres ; et quatre portes, se correspondant du levant au couchant, s'ouvrent sur les balcons, d'où la vue s'étend sur la cour, le jardin, le grand verger, les montagnes voisines, et embrasse un panorama agréablement varié. C'est dans cette pièce que se trouve la chapelle et que l'on voit les portraits des bienfaiteurs de l'Hôpital. De cette belle pièce, aujourd'hui sans destination, on passe aux deux salles des malades. Ces salles, dont l'une, pour les hommes, contient douze lits en fer, et l'autre, pour les femmes, dix lits en bois, sont à plafond très-élevé, parfaitement éclairées et aérées ; elles offrent toutes les conditions hygiéniques désirables, si ce n'est l'établissement de ventouses dont la nécessité a été signalée par les Médecins et les Inspecteurs.

Au-dessus de ces salles est un vaste grenier toujours favorable au renouvellement de l'air et à l'établissement de la température convenable dans les grandes chaleurs.

L'Hôpital reçoit les malades civils, hommes et femmes, les malades militaires sur l'ordre de visite de l'autorité compétente, les passagers voyageurs éclopés quand les lits ne sont pas occupés par des malades indigents ou par des militaires ; on admet des malades non indigents à charge par eux de payer

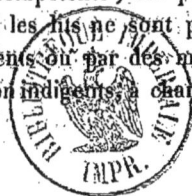

7

à l'établissement une indemnité fixée à 1 fr. 25 c. par jour pour une place dans une des salles communes; et à 3 fr. pour un lit placé dans les chambres particulières.

Les enfants au-dessous de 7 ans, les galeux, etc., les vénériens, les femmes enceintes ne peuvent y être admis.

On ne garde pas les malades reconnus incurables.

Les malades domiciliés à Saint-Claude ne sont reçus, hors le cas d'urgence, que sur la présentation d'un billet de visite du Médecin, contresigné par l'administrateur de service.

Pour le bon ordre, les portes de l'Hôpital sont ouvertes une demi-heure avant le lever du soleil; elles sont fermées à huit heures en hiver et à dix heures en été.

La capacité de l'Hôpital lui permettrait de répondre à tous les besoins de la Ville, dont la population industrielle peut être évaluée aujourd'hui à 7,000 âmes, y compris la population flottante. Mais ses ressources pécuniaires ne sont point en rapport avec ses dimensions et avec ses besoins nombreux : une fatalité bien malheureuse a pesé sur sa fortune.

La Révolution de 89 qui d'ailleurs apporta de si précieuses et de si profondes améliorations au régime des Hôpitaux, s'empara des biens-fonds de l'Hôpital de Saint-Claude, sous prétexte qu'il provenaient de donations faites par le premier évêque, et vendit ses biens-immeubles, comme bien d'émigrés, au profit de l'Etat. Plus tard, lorsque fut voté le milliard des émigrés, l'Hôpital de Saint-Claude, plus que personne, avait droit à une restitution; mais la Commission administrative de cette époque ne fit point valoir les droits de cette maison si utile, elle ne demanda rien, il ne lui fut rien accordé.

L'Hôpital, cependant, grâce à la charité privée, a pu se faire un capital qui augmente d'année en année. Son revenu, après la vente de ses biens, était de 2,400 fr., et aujourd'hui il est de 10,347 fr., y compris la subvention facultative que la Ville accorde chaque année. On voit par là qu'il y a progression. Il est trop évident, néanmoins, qu'une telle somme est bien loin de répondre encore aux besoins de la population toujours croissante : aussi les réparations sont-elles aujourd'hui nombreuses, importantes, et aussi urgentes que les réformes à faire dans l'agencement intérieur. Les quelques modifications réalisées dans les salles depuis 1850, ont bien fait disparaître quelques-uns des inconvénients signalés par les Médecins, mais ces modifications sont loin d'être radicales.

Le service médico-chirurgical est dirigé par deux Médecins. Le personnel servant est de quatre Sœurs, dont le zèle, à tous, est attesté par la voix publique et se fait voir dans l'ordre, la propreté et la bonne tenue de l'établissement. Pour apprécier ces femmes estimables, il faut les admirer, tous les jours et à tous les instants, dans leur entière abnégation. Deux grosses filles leur servent d'aide et veillent spécialement et alternativement avec elles dans chacune des deux salles.

Le mouvement des malades est aujourd'hui plus considérable qu'avant la Révolution de 1848.

J'ai tenu, avec toute la régularité possible, note des entrées et de la durée du séjour, de l'âge des malades et de la mortalité. C'est la pierre de touche de l'état hygiénique d'un établissement de ce genre.

Le tableau suivant indique les admissions et les décès à l'hôpital, de 1850 à 1868 inclusivement.

ANNÉES	CIVILS		MILITAIRES		TOTAL des entrées et des présences.	TOTAL des morts.
	ENTRÉES	MORTS	ENTRÉES	MORTS		
1850	122	12	10	»	132	12
1851	146	15	7	»	153	15
1852	149	12	7	1	156	13
1853	159	14	6	»	155	14
1854	163	10	3	»	166	10
1855	177	21	9	»	186	21
1856	158	15	16	1	174	16
1857	152	19	4	»	156	19
1858	157	15	8	»	165	15
1859	143	20	22	»	165	22
1860	169	19	11	2	180	20
1861	184	20	7	»	191	20
1862	153	12	16	»	169	12
1863	178	17	5	»	183	17
1864	162	11	5	»	167	11
1865	152	10	8	»	160	10
1866	197	21	12	»	209	21
1867	179	22	3	»	182	22
1868	169	19	7	»	176	19
			Total. . .		3225	309
			Moyenne		169,8	16,2

Chaque année, il entre, en moyenne, à l'hôpital de Saint-Claude, 169,3 malades; la mortalité est de 1 pour 16,2.

Ce résultat est satisfaisant; mais il le paraîtra davantage si on considère que notre hôpital n'ayant eu que 17 lits jusqu'en 1854, et n'en ayant aujourd'hui que 22, réserve naturellement les places vacantes aux cas les plus graves, et si on le compare aux résultats analogues obtenus dans d'autres établissements.

Or, voici ceux connus :

Mortalité générale des hôpitaux de Paris, non compris les hôpitaux spéciaux et les hospices, 1 sur 9,04;

Mortalité de l'Hôtel-Dieu de Paris, 1 sur 7,33;

Mortalité de l'Hôtel-Dieu de Lyon, 1 sur 8,50.

Les femmes ont été toujours moins nombreuses; leur séjour a été en moyenne de 24 jours en été et de 35 en hiver. Pour les hommes, il a été de 18 jours.

Pendant l'hiver, des personnes âgées, surtout parmi les femmes, ont été admises temporairement sans être positivement malades; cette circonstance explique, par l'âge avancé de ces dernières, des causes de mort.

L'élément médical si nécessaire à cause des questions d'hygiène et publique et privée, dans toute Commission administrative, fait défaut à Saint-Claude comme ailleurs. C'est un état de choses à signaler dans l'organisation des hôpitaux de France. Tout le monde reconnaît que les Médecins, plus que tous autres, sont aptes à juger les questions d'hygiène, à démontrer leur indication nette et précise; mais trop souvent, on n'en tient aucun compte, tout en louant quelquefois leur savoir et leur abnégation.

En terminant, j'exprime les vœux : 1° de créer à l'Hôpital une salle de consultations gratuites pour les malades indigents, auxquels il serait délivré gratuitement les médicaments prescrits par les ordonnances de l'un des Médecins attachés à l'établissement; 2° de venir en aide au service des Médecins cantonaux dans les cas graves et d'urgence, en rendant les admissions à l'Hôpital plus faciles, moins coûteuses : l'État et le département contribueraient à la dépense dans des proportions déterminées, suivant les ressources des communes intéressées.

Cette facilité procurerait, et justement, ce que j'ai désiré bien des fois aux travailleurs de nos Montagnes : les avantages de l'assistance publique, dont jouissent les ouvriers des villes.

INSTITUTION PRIVÉE DE SECOURS GRATUITS ET MÉDICAMENTS GRATUITS A DOMICILE.— Les ressources de l'Hôpital ne permettant pas d'avoir chez lui une salle d'incurables, dont le besoin se fait de plus en plus sentir à Saint-Claude; et, comme il ne pouvait recevoir tous les malades nécessiteux, il devenait indispensable de distribuer des secours à domicile. Cette bonne œuvre, depuis bien longtemps, est opérée dans la ville de Saint-Claude, par un sexe compatis-

sant et ami du malheur, je veux dire par une Association pieuse et libre, dite des Dames de Charité (1);
chaque associée dépose, dans une bourse commune,
avec le produit de quêtes annuelles, une somme proportionnée à sa fortune, et visite souvent le réduit
des malades pauvres, pour leur offrir des consolations
et des secours.

Le montant des fonds recueillis est versé par cette
honorable Association; il est réparti tous les mois,
dans une assemblée de ces Dames, entre les phar-
maciens de la ville qui ont fourni les médicaments
gratuits à tous les malades, quels que soient la maladie
et l'âge, quel que soit le Médecin. Dans tous les cas, les
remèdes, ainsi distribués, sont délivrés sur l'ordonnance d'un Médecin, ordonnance contresignée par
un des membres de l'Association : ce point est plus
important qu'on ne le pense généralement. Comme
Médecin de l'Hôpital, j'ai pu apprécier, depuis vingt
ans, l'influence que peut avoir, sur la marche et l'issue d'une maladie, le choix des remèdes et l'opportu-
nité dans leur emploi. Les malheureux n'ont besoin
d'aucune recommandation auprès des membres de
cette Association de bienfaisance, alternativement
aidées dans leurs visites par une Sœur de Saint-
Vincent de Paul, attachée à l'Hôpital pour la visite
journalière des pauvres malades, en ville.

(1) Toutes les Dames de la ville en font partie. Cette association existait avant la Révolution; elle était alors celle de dix Dames de la ville
pour fournir du bouillon aux malades pauvres. L'Évêque leur avait
fait un règlement en 1744, et chaque année elles rendaient compte
par-devant lui.

Quel dévouement dans ces femmes pieuses, inimi-
tables, qui se succèdent dans chaque quartier de la
ville, pour cette bonne œuvre! Qui ne les a vues,
maintes fois, suppléant à la faiblesse de leur sexe par
le courage et la religion, braver la rigueur des saisons
et toutes les difficultés, pour voler au secours des indigents, des orphelins, des veuves, des malades, dans
la banlieue et dans les faubourgs.

Je ne saurais continuer sans payer ici, au nom des
malades, un juste tribut de reconnaissance pour ce
mode d'assistance à domicile, mode d'autant plus
important qu'il est un premier pas vers celui d'assistance qui tend chaque jour davantage à être regardé
par les économistes, les Médecins et les moralistes,
comme préférable au mode ancien. Il assure des
secours aux enfants au-dessous de 7 ans, qui ne sont
pas admis à l'Hôpital; il réalise l'avantage d'un traitement domestique; il procure à l'Hôpital une véritable économie en lui épargnant les frais d'un certain
nombre d'admissions et remédie au fâcheux résultat
du refus fait par l'Hôpital, concernant les maladies
contagieuses : telles que la gâle, la teigne, la syphilis, etc.; cette dernière, surtout, qui s'infiltre trop
malheureusement dans les populations, qui gagne de
proche en proche, affectant des formes diverses, qui
athrophie les générations, détruit les forces physiques,
énerve les forces morales et qui, négligée par ignorance ou par défaut de ressources pour suivre un
traitement convenable, disparaît en apparence, mais

laisse une trace funeste dans la constitution et devient
ainsi le principe des scrophules et de plusieurs espèces
de dartres.

Je répéterai donc, avec le Docteur Trocon :

« L'assistance à domicile prévient des séparations
» fatales aux mœurs ; elle sert la cause des mœurs
» publiques, en appelant sur les malades les soins
» de leurs parents et en provoquant le développe-
» ment de ces tendres affections, de cet amour de la
» famille qui sont le premier besoin du cœur de
» l'homme et qui rendent à la fois plus tendre et
» meilleur. »

Pour assurer convenablement le service médical
des pauvres à domicile, il serait à souhaiter qu'un
jour les ressources de l'Association, réunies à celles
du Bureau de bienfaisance, permissent d'adopter la
mesure, depuis longtemps suivie en Alsace, en Allemagne, en créant l'analogue des Médecins cantonaux,
auxquels on assurerait une rémunération assez élevée
pour leur permettre de consacrer tout leur temps à
leurs importants services.

Nulle part autant qu'à Saint-Claude, et toute proportion gardée, la charité ne s'exerce avec plus de
libéralité, de dévouement, de persévérance.

Il n'est pas d'industrie qui, plus que celle de Saint-
Claude, occupe à la fois autant de bras et offre des
moyens d'existence à tous les âges, à tous les sexes ;
et cependant Saint-Claude a souvent peine à soulager
sa population indigente dans les moments de crise

et de chômage, surtout à cause du nombre des gens des campagnes environnantes qui viennent s'y établir.
de dernières.

BUREAU DE BIENFAISANCE. — Il existait très ancienne-ment à Saint-Claude, avant la Révolution, un Bureau de charité confirmé par lettres patentes du mois d'avril 1548, pour faire apprendre des métiers aux enfants des pauvres bourgeois; on procurer du blé aux familles indigentes, avec les revenus tous ancien-nement fondés par des citoyens de la ville. Le Bureau de bienfaisance actuel, avec les mêmes revenus et avec ceux résultant de nouveaux dons ou legs, fournit aux jeunes gens des métiers pour travailler de leur état et vient en aide à quelques-uns pour leur apprentissage. Il soulage dans leur détresse des familles honnêtes et malheureuses en leur aidant à payer leur loyer, en distribuant du pain toutes les semaines, du bois dans la mauvaise saison, et, tous les jours, un bouillon, à 11 heures du matin, à quinze ou seize vieillards pauvres ou infirmes.

Le bois est distribué à l'Hôtel-de-Ville qui est situé au centre de la ville; le bouillon ou soupe l'est à la maison de ce nom, située à une des extrémités de la ville. Quant au pain, on donne des bons et chaque personne va le prendre chez les boulangers désignés par l'Administration. Cette manière de faire est une amélioration sur ce qui se faisait autrefois.

Le Bureau de bienfaisance n'assiste qu'au jour le jour; il soulage la misère présente, mais il ne fait

rien pour la prévenir. Dans son état prospère, ne
serait-il pas à désirer qu'il fît, en certains cas, un
sacrifice de manière à tirer un pauvre ouvrier de la
misère, en lui fournissant, dans le cas où une infirmité l'aurait obligé de renoncer à son état du moment,
les moyens d'en prendre un autre, ou bien, à l'exemple de beaucoup de Bureaux de bienfaisance, en faisant des prêts peu élevés destinés à aider l'achat
d'instruments ou de matières premières.

COLLÉGE DE SAINT-CLAUDE. — Le collége de Saint-
Claude, autorisé par lettres-patentes de 1736, fut
doté en 1673 par les sieurs Jacques Joly et Pierre-
Romain Bauderat, prêtres. Les magistrats s'obligèrent
alors de prendre sur les revenus de la Ville un revenu égal à celui que produisaient les biens-fonds
donnés pour le traitement des régents qui, tous, de-
vaient être bourgeois de la Ville, choisis par les
Officiers municipaux et approuvés par l'Evêque dio-
césain. Ces régents étaient au nombre de quatre ;
mais l'Evêque en rétribuait un cinquième pour ensei-
gner à lire, à écrire, aux petits enfants.

Au commencement de 1783, l'Autorité établit une
chaire de philosophie, indépendamment de celle de
théologie qui existait déjà.

Le collége de Saint-Claude fut toujours un des
meilleurs de la Franche-Comté : c'est un hommage
qui lui fut constamment rendu par les professeurs
des hautes classes dans les grands établissements, à

Lyon en particulier, car alors, comme aujourd'hui, l'Evêché de Saint-Claude était suffragant de l'Archevêché de Lyon.

Le collége possédait alors, depuis quelques années, un cabinet de physique et d'histoire naturelle déjà important; il était soutenu par tout ce qu'il y avait de citoyens éclairés, n'oubliant rien pour propager l'amour de l'étude et encourager l'instruction qui supplée à tout et conduit à tout, lorsque la Révolution vint arrêter ce noble élan et qu'un incendie, comme il n'en fut guère, sembla concourir avec elle pour anéantir tous les éléments de l'instruction.

Quoiqu'il ne restât pas de vestiges de ces précieuses collections, l'amour de l'étude ne fut pas éteint.

La première dépense de la Ville, après cette terrible catastrophe, fut celle nécessaire au rétablissement de son collége. Cette dépense fut de 40,000 fr., qu'elle fit passer avant ses plus pressants besoins.

On ne saurait donner trop d'éloge à l'excellent esprit d'une commune qui fait un pareil sacrifice dans le moment de sa plus grande détresse, pour replacer les bases de l'instruction, ainsi qu'aux généreux efforts qu'elle fit plus tard pour donner sur son très-mince revenu, un traitement convenable à messieurs les régents.

Immédiatement après son rétablissement, sous le Consulat, alors que le Concordat eut rendu la paix à l'Eglise, le collége eut pendant deux ou trois ans, ses plus beaux jours de prospérité, sous un directeur ecclésiastique : on y compta 40 à 50 pensionnaires, indépendamment de nombreux externes; et cela encore sous le premier Empire, surtout en 1809, 1810, à l'arrivée d'un principal qui était auparavant directeur et en même temps professeur d'éloquence dans un des principaux établissements de la capitale. Ce principal avait été envoyé par M. de Fontanes, alors Grand-Maître de l'Université, qui portait à la ville de Saint-Claude un intérêt particulier qu'avait su lui inspirer le Maire de cette époque, M. Crestin, Jean-Baptiste, dont le nom a déjà été cité avec un juste éloge.

Depuis lors, le nombre des élèves, en diminuant, a varié chaque année; mais ils ne se sont pas moins fait remarquer que leurs prédécesseurs parmi les plus forts des classes élevées des lycées de Lyon, de Besançon, etc., lorsqu'ils y sont allés continuer et achever leurs études.

La Ville, à bon droit, peut s'enorgueillir de son collège sous le rapport de l'enseignement, comme du local qu'elle possède dans l'ancien couvent des Capucins, situé dans la position la plus heureuse pour en faire un centre d'éducation, pour y établir un grand pensionnat et même l'école professionnelle que le Gouvernement est dans l'intention de créer dans chaque région de la France et dans une ville de son choix.

Le collège de Saint-Claude possède déjà, au jour présent, son enseignement spécial tel qu'il existe

dans tous les établissements convenablement dotés.
Le collége renferme dans son enceinte un enclos
superbe, un bois charmant placé en amphithéâtre
contre la montagne au pied de laquelle la maison est
adossée. On respire, là, l'air le plus pur; on y
trouve l'eau la plus saine, tous les accidents, les jeux
de la nature, des sites variés, imprévus qui, s'offrant
subitement à la vue, ne se voient point dans la plaine,
ni ailleurs et qui ont valu, à juste titre, aux environs
de Saint-Claude, le surnom d'*Ecosse française*.

Avec tous ces avantages, une foule de titulaires ont
successivement occupé le principalat, sans qu'aucun
d'eux ait pu réussir dans l'œuvre de restauration de
cet établissement.

Le collége de Saint-Claude ne laisse rien à désirer au point de vue de la salubrité, et de la tranquillité
qui doit régner autour d'un tel établissement : les
Muses aiment le silence ?

S'il reprend, depuis l'année 1867, sa vieille réputa-
tion quant au nombre des élèves et quant au point de
vue scientifique; si les principes de morale, de religion
que l'on y professe, donnent aux familles toutes les
garanties désirables pour l'avenir de leurs enfants, la
gloire en revient tout entière d'abord au Prélat vé-
néré qui a efficacement prêté son bienveillant et puissant concours pour le relever, et ensuite au nouveau
principal (1), dont le zèle, l'activité, l'intelligence, sont

(1) Aujourd'hui, ce Principal est remplacé par M. Jacques, dont le
talent et le mérite sont déjà bien connus.

au-dessus de tout éloge et qui, par son caractère
sacré, inpire aux familles cette même confiance dont
le même caractère avait entouré le premier de ses
prédécesseurs, M. l'abbé Girod, un des vénérés bienfaiteurs de notre Hôpital. Il faut dire, et c'est justice
que le Conseil municipal a fait, de son côté, avec
une libéralité aussi éclairée que généreuse, toute la
dépense utile à la nouvelle vie si vite et si habilement
rendue à son collége.

« L'application des lois de l'hygiène aux constructions et réparations *nécessaires* doit compléter les
avantages que l'établissement tire de son heureuse et
salubre position.

Saint-Claude possède, aujourd'hui, dans une exposition des plus heureuses, une école primaire communale pour les garçons, très-suivie depuis quelques
années; elle est dirigée par un instituteur zélé, actif,
aidé de plusieurs moniteurs ou adjoints; un cours
gratuit pour les adultes est également fait par le même
instituteur.

Les Sœurs du Saint-Sacrement dirigent l'école primaire des filles, également bien suivie; la maison
communale qu'elles occupent est un des établissements les mieux tenus du Jura et où l'application des
lois de l'hygiène a été faite tant pour la construction
des dortoirs, des salles d'études, des réfectoires que
pour les lieux de récréation.

Deux autres écoles libres pour les filles sont tenues
et dirigées en ville par des femmes laïques.

Les Frères maristes possèdent en ville une école où les bons instincts du peuple amènent de nombreux élèves; leur intervention dans l'enseignement de la jeunesse a une action salutaire que personne ne peut nier.

La maison des Frères offre une entrée disgracieuse, commune à cette maison et à celles de plusieurs propriétaires; elle se trouve placée dans la rue la plus difficile de la ville; sa situation, au point de vue de la salubrité, est excellente; mais elle n'est pas bien choisie sous le rapport de la tranquillité qui doit régner autour des établissements de ce genre. Quelques réparations peu coûteuses, telles que l'exhaussement des salles d'études, des dortoirs, l'élargissement de ces derniers, remédieraient, dans une certaine mesure, à ces inconvénients, en donnant à cet établissement le degré de salubrité que sa situation peut permettre.

MAISON D'ARRÊT DE SAINT-CLAUDE. — Cette maison, solidement bâtie, en face d'une belle promenade, sur la route départementale n° 26, est située au Nord et tout au pied du mont Bayard qui la tient dans son ombre pendant une portion du jour, en été, et du matin jusqu'au soir, en hiver. Elle est construite sur un terrain argileux, dans la partie la plus resserée de la gorge de Saint-Claude. Cette insuffisance de la lumière directe, compliquée de l'humidité constante du sol, est un fait regrettable, surtout quand il s'agit d'un établissement dont les hôtes sont privés des bienfaits de la liberté, du mouvement et du travail au grand air.

Ces inconvénients, dans le choix de l'emplacement, ne peuvent être corrigés. Ils étaient, naguères, notablement encore aggravés par les vices de la construction elle-même et de son ameublement. Les améliorations faites depuis 1850 en ont fait disparaître la majeure partie : le nombre des pièces a été augmenté, un petit cabinet de bains, avec une baignoire, une petite chambre pour infirmerie, une cuisine indépendante, une petite chapelle ont été convenablement établis ; le laboratoire des hommes a été agrandi, il est d'une capacité de 100 mètres, qui donne, pour le nombre moyen des détenus (de 16 aujourd'hui), la masse d'air presque nécessaire et presque complétement en rapport avec les lois d'hygiène et les règlements administratifs sur la matière.

Mais cette salle est dépourvue de cheminée, oubli impardonnable : aussi la fumée du poêle ne s'échappe en grande partie que par les croisées pendant la durée de certains vents, ce qui nuit au travail et à la santé des reclus ; elle est privée de l'aspect du soleil; elle est obscure et humide. Cependant c'est dans cette pièce que l'on réunit, pêle-mêle, les prévenus, les accusés et même les condamnés et aussi les contrebandiers : jeunes, vieux, ou infirmes, tout est là ! On pourrait, ce me semble, disposer d'une des pièces, à l'étage, qui serait sûre et plus salubre, qui

8

permettrait de faire quelque différence parmi les prisonniers d'après la gravité des délits. Les mœurs
gagneraient infiniment à cet arrangement :

Ainsi que la vertu, le crime a ses degrés...

Les préaux ou cours, pour les hommes et pour les
femmes, ont 14 mètres de long sur 7 de large ; ils sont
séparés par un mur convenablement élevé ; mais ils
ont l'inconvénient d'être encaissés dans une enceinte
de murs de 6 mètres d'élévation : ce qui en fait plutôt
des fosses profondes, que des lieux convenablement
disposés pour la promenade et la liberté des mouvements si nécessaires à des prisonniers.

Ces préaux pourraient être modifiés avantageusement. Les murs d'enceinte seraient abaissés à la
hauteur déterminée par les règlements, et le mur
extérieur au contraire élevé suffisamment pour pré-
senter un obstacle sérieux à l'évasion des prisonniers.
Entre les préaux et les murs extérieurs, il existe un
espace libre qui permettrait de leur donner dans le
sens de la longueur un accroissement de 7 mètres
50 centimètres, tout en réservant la place d'un chemin de ronde ; mais, si, au lieu de partager le terrain
en question, on l'ajoutait tout entier au préau des
hommes, celui-ci se trouverait augmenté de plus de
moitié, c'est-à-dire d'une surface de 4 mètres sur 7
mètres 50, et sa partie nouvelle se dégagerait mieux
de l'ombre du tribunal et permettrait d'y faire une
plantation, aussi agréable qu'utile.

Un Médecin est attaché au service de santé des

prisonniers qu'il visite à leur entrée, avant de les admettre dans la salle commune.

L'alimentation des malades est conforme aux prescriptions médicales. Les enfants ont un régime spécial ainsi que les nourrices. Ces dernières reçoivent la même alimentation que les malades et de plus un supplément de pain, un demi-litre de lait et deux décilitres de vin.

Depuis 1833, jusqu'à ce jour, mai 1869, pendant trente-six ans par conséquent, la maison d'arrêt de Saint-Claude n'a été le siége d'aucun cas de variole, ni de fièvre thyphoïde. Les entrées ont été, cependant, de 4001, les décès de 3, dont 1 à l'hôpital.

C'est là un témoignage de la salubrité de l'établissement, malgré son emplacement près de la montagne et sur la partie la plus resserrée de la languette de terre sur laquelle s'élève la ville.

Cet état de choses est vraiment consolant en regard de celui bien triste résultant de la visite faite de chaque individu à son entrée en prison... Il résulte de cette visite, que presque tous les prisonniers, hommes, au-dessus de 20 à 22 ans, arrivent avec une ou plusieurs affections chroniques, de la peau et autres, prurigo, porrigo, eczéma, echtima, gale, teigne, etc., ou hernies, hydrocèles, etc., ou couvert de vermine.

CIMETIÈRE DE SAINT-CLAUDE. — Le Cimetière de Saint-Claude, placé sur le plateau dit *des morts*, au

pied de la montagne de Chabot, est parfaitement
situé. Il est garanti de l'action directe des vents du
midi, par un monticule.

La nature du terrain, l'exposition, la situation du
cimetière par rapport à la ville, qui en est séparée
par l'enfoncement considérable où coule le Tacon,
donnent à cet emplacement les meilleures conditions
d'installation.

L'accroissement de la population, la réunion des
deux communes voisines qui font partie de la paroisse, le grand nombre de places réservées, presque
entièrement acquises aujourd'hui, montrent que bientôt — les années passent si vite! — cet asile des
morts deviendra insuffisant et qu'il y aura nécessité
de l'agrandir.

Il sera facile, pour la commune, de le faire, car
le terrain contigu lui appartient; elle devra aussi
ménager une place pour le logement d'un gardien,
lequel pourrait, avec la surveillance de ce lieu, être
chargé du service des pompes funèbres. J'ajouterai
qu'il serait très-désirable que le nombre des arbres
déjà existant soit au moins porté au double et même
davantage, car tout le monde sait que les grands
végétaux, le peuplier et le saule surtout, purifient
l'air, en y versant des torrents d'oxygène et en ab-
sorbant très-utilement les gaz impurs qui le vicient :
c'est ainsi que la bonne nature met heureusement et
toujours le remède à côté du mal !

Saut de la Pucelle. — Un monument existe à Saint-Claude ; il doit son origine à un de nos Rois, Louis XI, qui, dans un de ses pèlerinages à *Monseigneur de Saint-Claude*, fit à l'Abbaye des largesses et à la Ville des présents en argenterie, pour rétablir les remparts qui la défendaient au midi et fermaient l'enceinte de la place de Saint-Oyant, appelée depuis place Louis XI.

C'est une terrasse en forme de balcon, de galerie ouverte, qui sert, de ce côté du mur, d'enceinte à la ville : elle a pris le nom de *Saut de la Pucelle*, depuis que, dans le dernier siècle, une jeune personne, contrariée dans ses affections, s'y précipita du point le plus élevé.

Cette terrasse, assise sur un rocher à pic, perpendiculaire, d'une élévation de plus de cent mètres, ressemble, d'un peu loin, à une citadelle sur les bords d'une petite jolie place, où nos bons aïeux venaient respirer le bon air, se récréer, danser au pied et sous l'ombrage de ce beau et antique tilleul qui refleurit chaque printemps, et qui, hélas ! leur a survécu et promet de survivre encore longtemps à d'autres générations, malgré le voisinage du bâtiment de la halle établie en 1835, au lieu qu'occupait sur cette place l'ancienne église abbatiale de Saint-Claude.

Cette petite jolie place, je le répète, si riche en souvenirs, visitée par tous les étrangers qui en admirent l'emplacement et le beau point de vue, laisse beaucoup à désirer sous le rapport hygiénique. L'Administration actuelle, pour satisfaire au vœu de la population, dans sa sollicitude pour l'embellissement de la ville, y aurait déjà pourvu, sans les lenteurs administratives relatives aux voies et moyens.

On ne pourra regretter le minime sacrifice à faire, en achetant une bicoque en ruines qui la touche, pour rendre cette place une des plus curieuses et des plus salubres des villes environnantes.

L'exposé que je viens de faire, soit l'étude à laquelle je viens de me livrer montre que la topographie d'une localité, la composition de son sol, son altitude, le genre de travail, les logements, la manière de vivre, combinés avec la météorologie, influent considérablement sur la production des maladies qui affectent une population. Tout cela prouve aussi qu'à Saint-Claude, la ville, les influences morbides y sont nombreuses et variées.

L'analyse de l'examen physiologique que j'ai faite dans les écoles primaires, communales, laïques et religieuses, je veux dire dans cette partie de la population qui provient le moins de l'immigration, qui subit davantage l'influence des conditions anti-hygiéniques de la localité, et aussi l'étude que j'ai faite des opérations de recrutement des Conseils de révision, pendant une période de dix ans, m'ayant permis d'envisager la constitution des habitants au point de vue physiologico-pathogénique, il ne me reste plus qu'à examiner les maladies endémiques, épidémiques et sporadiques les plus communes et à les exposer en quelques mots : c'est ce que je vais faire.

ENDÉMIE. — Disons d'abord qu'il n'existe dans la ville, dans le canton et dans l'arrondissement de Saint-Claude, pas la moindre cause de maladies endémiques, par conséquent pas d'endémies, qui sont, comme le dit notre grand Amboise Paré, « des maladies familières et propres en certains pays, comme « les écrouelles, en Espagne; le goîtron, en Savoie; « la lèpre en Guienne, vers Bordeaux, qu'on appelle « galoiz, etc. »

Les seules maladies *endémiques* dans quelques parties du département du Jura, sont le goître, les fièvres intermittentes. Ces fièvres intermittentes, on ne les rencontre à Saint-Claude et dans le canton et l'arrondissement que chez les personnes qui arrivent du lieu où elles sont endémiques; lorsqu'elles sont sans complication, il suffit, pour s'en débarrasser, de séjourner dans une partie ou localité quelconque de l'arrondissement. Depuis cinquante ans que j'exerce, je n'ai observé qu'un seul cas de fièvre intermittente et le sujet était étranger.

Quant au goître, il est si rare dans nos montagnes qu'il ne figure qu'une seule fois, en dix ans, comme cause d'exemption militaire, et aucunement, dans la statistique communale faite, il y a quelques années, dans tout le département, où les individus atteints de cette triste infirmité étaient alors au nombre de 865.

ÉPIDÉMIE. — Les maladies épidémiques sont purement accidentelles, au lieu que les maladies endémiques sont comme un produit naturel du sol.

Les maladies épidémiques se manifestent par leurs terribles effets sur la santé publique, en frappant un grand nombre d'individus à la fois, dans telle localité ou tel lieu donné.

Aucun ouvrage écrit ou mémoire, à ma connaissance au moins, ne nous apprend que la ville de Saint-Claude et l'ancienne terre de son nom, qui était ce qu'est aujourd'hui l'arrondissement, aient été désolées par des maladies épidémiques. On peut, cependant, par la dénomination de champs des morts, par les tombeaux et ossements humains, trouvés couverts de chaux, au Nord de quelques hameaux et villages (Septmoncel, Petit-Châtel, Siège), etc. on peut penser que cette ville et cette ancienne terre seigneuriale ne furent point épargnées lors des invasions de la peste, aux 14ᵉ, 15ᵉ, 16ᵉ siècles, fléau terrible qui exerça ses ravages sur la plus grande partie de l'Europe, et qui, à Lyon, fit périr, en 1347 (1), 45,000 habitants, et 60,000, en 1564. La Franche-Comté fut frappée de cette calamité, au printemps de 1649 : on l'appela alors *maladie noire*. Les ravages furent d'autant plus affreux, qu'alors même les fléaux de la guerre et de la disette, tout ensemble, s'ajoutaient à ces ravages. Dans cette extrémité, on fut réduit à se nourrir d'herbages, d'animaux immondes, et les habitants n'échappaient à la mort qu'en dévo-

(1) Ozanam, (Maladies épidémiques).

rant les cadavres tombés sur les champs de bataille (1).

La ville de Saint-Claude et son arrondissement furent épargnés, en 1832, par le choléra, que l'on appela, comme en 1649, *maladie noire* : il en fut de même, en 1834, 1849 et 1854, etc.

GRIPPE. — En 1837, la grippe se montra à Saint-Claude. Les cas observés, dans la première quinzaine de février jusque dans les premiers jours de mai, offrirent les mêmes caractères que dans toute la France ; mais le petit nombre de personnes qui furent atteintes témoigne de l'absence d'une influence générale bien marquée et ne mérite peut-être pas le nom d'épidémie. En cela, nous avons été favorisés, en comparaison de toutes les autres parties du pays.

ÉPIDÉMIE DE VARIOLE. — En 1852, quelques cas rares de variole se manifestèrent en ville. En 1854, la variole sévit parmi les enfants ; quelques adultes en furent atteints et victimes. L'épidémie commença en avril et finit en août : grâce aux bienfaits des vaccinations pratiquées dans la ville et dans la banlieue. La plupart des cas se réduisirent à des varioloïdes plus ou moins confluentes, mais presque toujours suivies de guérison. Les revaccinations furent nombreuses, même parmi les vieillards dont quelques-uns étaient âgés de 70, 72 ans.

(1) Girardot, Bourgogne délivrée.

EPIDÉMIE DE ROUGEOLE, 1863.—La fin de l'année 1862 s'était montrée très-variable et généralement assez douce. Le commencement de l'année 1863 se montra avec des alternatives de froid, de dégels, de brouillards, de pluie et de neige. C'est sous l'influence de ces conditions météorologiques que débuta, parmi les enfants, en mars, la rougeole, qui en atteignit un grand nombre. On peut évaluer ce nombre à trois cents y compris quelques adultes. La bronchite simple, comme cela arrive le plus souvent, fut la complication qui vint l'aggraver. Deux enfants, seulement, en furent victimes, peut-être par défaut de soins : leur mère (1) étant gravement malade et occupant toute l'attention de la famille.

Je n'insisterai pas sur les caractères particuliers de cette épidémie, qui ne mérite ce nom que par la multiplicité de ses atteintes ; sa terminaison fut heureuse et ne dura que depuis le mois de mars au mois d'août.

EPIDÉMIE DE VARIOLE, 1863, 1864. — Sur la fin de l'évolution de la rougeole bénigne, dont je viens de parler, la petite vérole fait son apparition : elle dura quatorze mois avec un temps d'arrêt en juin et juillet, pour reparaître en août et finir en septembre.

La température de l'année 1863 s'était montrée variable, mais, en général, assez douce. Le 31 dé-

(1) La femme Juhan, habitant le faubourg Marcel.

cembre, le 1er et le 2 janvier, les vents d'Est, de Nord,
soufflent avec force ; le thermomètre descend à 10° 5' ;
une forte gelée survient ; les rivières gèlent et conser-
vent leurs glaces pendant trente-cinq jours.

La variole, qui avait apparu en août 1863, frappa
plus de monde pendant les froids de janvier et de
février 1864 , chose extraordinaire. 201 personnes
furent atteintes : 98 adultes, dont 31 hommes, 47 femmes et 103 enfants ; il y eut 11 décès dont 7 d'adultes
et 4 d'enfants. Des cas de variole (variolæ sine vario-
lis), ont été observés pendant cette épidémie ; un
surtout, dont périt victime une jeune et vigoureuse
personne de 23 ans.

Presque toutes les personnes atteintes avaient été
vaccinées ; mais, sur le plus grand nombre, la régularité de la vaccine, le succès de l'opération n'avaient
point été constatés. Un vieillard, du nom de Grenard,
âgé de 64 ans, connu de toute la ville par son extrême
pauvreté, portant les marques les plus profondes
d'une variole confluente ancienne, en fut atteint au
milieu de l'épidémie.

La variole, sans complication, chez ce pauvre vieillard, parcourut ses périodes avec la plus grande
régularité ; il guérit, soigné par sa famille récemment vaccinée et contrainte d'habiter la même chambre : double exemple qui prouve, une fois de plus,
que l'immunité de la variole n'est point absolue ;
qu'une vaccination récente ne doit laisser concevoir
aucune crainte.

Partisan convaincu de la vaccine, vaccinateur depuis
1820, deux fois médaillé pour le service des épidémies,
je termine le court exposé de ces dernières qui ont
pu désoler la ville, et qui ne sont point de notre
époque, et de celles dont elle a été le siége depuis
1820, je termine par le résumé des observations que
j'ai pu faire.

La vaccine a un double avantage : le premier qui
est considérable, puisqu'il préserve la généralité des
atteintes, et le second, qui enlève à la variole une
grande partie de sa gravité. En effet, quand même,
on rencontre des varioloïdes ou des varioles confluentes ; dans ce cas-là, il est rare, malgré les com-
plications diverses, que l'issue définitive de la maladie soit funeste.

Je n'ai constaté aucun décès en ville de sujets vaccinés avec succès pendant les deux épidémies dont je
viens de parler. Je n'en ai point constaté non plus,
depuis 1820, jusqu'à cette année 1867, pendant les épidémies qui ont régné et que j'ai pu suivre dans les
communes rurales des arrondissements de Saint-
Claude (Jura) et de Nantua (Ain), tandis que la catégorie des individus qui n'avaient jamais été vaccinés
a payé un assez large tribut à la mort.

La question de savoir quel est le temps pendant
lequel la vertu préservatrice de la vaccine persiste
dans l'organisme humain, est très-complexe. Elle a
occupé bien des séances à l'Académie de Médecine
de Paris. J'ai pu, pendant la dernière épidémie de

1863-64, en ville, sur 31 varioleux, dont 17 avaient été vaccinés avec succès à des distances de temps plus ou moins éloigné de la maladie : 4, depuis 27 ans; 2, depuis 25; 3, depuis 19; 2, depuis 17; 2, depuis 12 ans, j'ai pu, dis-je, confirmer la certitude que j'avais déjà acquise dans d'autres épidémies, de l'affaiblissement de la vertu préservatrice de la vaccine avec l'âge.

Pour résoudre cette question importante, il suffira d'indiquer les résultats auxquels le Secrétaire perpétuel de l'Académie de Médecine de Paris est arrivé en résumant les documents qu'il avait entre les mains. Il a fixé à 12 ou 14 ans la durée préservatrice de la vaccine. C'est en se fondant sur ces données, que M. le professeur Lévy a sollicité et obtenu du Ministre de la guerre l'ordre de faire procéder aux vaccinations et revaccinations, chez tous les militaires de l'armée française, ordre qui a été exécuté il y a cinq ans et qui se renouvelle tous les ans.

Je dis donc que la rareté de la variole, dans Saint-Claude et dans l'arrondissement, est le résultat de nombreuses vaccinations faites, dans les premières années de ce siècle, par les Médecins qui ont exercé à cette époque, dans notre pays, et qui avaient, avec tant de raison, regardé la vaccine comme une des découvertes les plus heureuses dont l'humanité ait pu être dotée.

J'ajoute que les épidémies, rares, il est vrai, qui se sont manifestées en ville et dans l'arrondissement,

ont été le résultat du moins grand nombre de vaccinations et de revaccinations, pendant les années qui
les ont précédées, comme encore du peu d'attention
que mettent les familles à faire constater le succès de
l'opération, succès qui impose la nécessité d'y apporter tous les soins possibles.

Enfin, que la propagation de la vaccine exige un
redoublement de zèle de la part des Médecins et des
sages-femmes qui s'en occupent, l'appui des gens
intelligents, et impose à l'autorité le devoir rigoureux
d'y aider efficacement : ce qui se peut.

SYPHILIS VACCINALE. — Je dois dire que je n'ai rencontré, observé aucun cas de syphilis vaccinale pendant les cinquante ans que j'ai vacciné et revacciné
dans les arrondissements de Saint-Claude (Jura) et
de Nantua (Ain). J'ai pratiqué, sans exagération,
dans les deux arrondissements, depuis 1820 jusqu'à
ce jour, 15,000 vaccinations qui, en y joignant celles
faites par mon père, jusqu'en 1829 inclusivement,
font un ensemble de 21,000.

Je ne crois point à la dégénérescence du vaccin :
j'en ai la conviction intime. Depuis 1821 et 1825, je
l'ai observé dans les communes des Molunes et de
Septmoncel, des varioleux vaccinés, dans les premières années du siècle, par mon père et par son
confrère Gauthier, tous deux Médecins pratiquants,
dans la dernière de ces communes (Septmoncel),
alors une des plus importantes de France par sa po-

pulation, par son industrie et par l'étendue de son territoire et aujourd'hui divisée en cinq communes. Personne n'a osé, jusqu'aujourd'hui, soutenir qu'alors le vaccin était dégénéré (1) ; il était trop près de son origine et n'avait pas parcouru une longue suite de générations humaines.

VACCINE ANIMALE. — Je crois l'application de la vaccine animale bien difficile, bien dispendieuse dans les petites localités : j'émets le vœu que l'Autorité et les Médecins réunissent leurs efforts pour répandre les deux sources du virus préservatif, en laissant aux familles le choix d'opter entre la vaccine humaine et la vaccine animale (le cowpox).

MALADIES SPORADIQUES. — Les maladies sporadiques les plus communes à Saint-Claude sont : la phthisie pulmonaire, les affections catarrhales et inflammatoires, fièvre typhoïde, les rhumatismes, les scrofules ; les maladies du tube digestif : les angines simples, les angines pseudo-membraneuses; la dyphtérie, les diarrhées, les dissenteries ; les maladies du foie, hépatites; les maladies du cœur : anévrismes, endocardite, péricardite, hydropisie, hydropisie de poitrine, anazarque, hydropisie sous-cutanée, le croup, etc. Telles sont les maladies qui affectent le plus souvent les habitants de la contrée.

(1) Pareilles observations ont été faites à Strasbourg depuis 1812 à 1815 et à Paris en 1825.

Phthysie pulmonaire. — La tuberculisation pulmonaire tient le premier rang, en raison de sa fréquence
et de ses dangers, parmi les maladies, à Saint-
Claude : elle occuppe certainement le premier rang
dans le cadre nosologique, surtout si on réfléchit à
cette circonstance : que souvent, le Médecin, dans un
but facile à comprendre, désigne sous le nom de catarrhe bronchique, de pneumonie chronique, etc.,
la véritable nature de la maladie.

Cette cruelle maladie est incontestablement plus
fréquente dans la population ouvrière que parmi les
habitants aisés.

Je ne m'explique les ravages que fait la phthysie
pulmonaire dans les rangs de notre jeunesse, surtout
chez les personnes du sexe, qu'en la considérant
comme un dernier résultat d'une excitation pulmonaire trop longtemps négligée ; ce qui arrive à la
suite des rhumes, des bronchites interminables, souvent renouvelés.

Chez les personnes du sexe, elle devient d'autant
plus indomptable que la fluxion pulmonaire s'accroît
de tout le sang qui devait s'échapper par une autre
voie : *ibi stimulus, ibi fit afluxus*. De là naît souvent
l'hemophthysie et ses fâcheuses conséquences ; quelquefois, cependant, le crachement de sang n'a lieu
dans aucune période de la maladie.

9

TABLEAU des décès par la phthysie pulmonaire, comparés avec le nombre de décès par les autres maladies.

Années	Nombre de décès	Décès par phthysie	Nombre proportionnel des décès par phthysie pour 100 décès par causes diverses.
1863	176	32	18,2 %
1864	195	32	16,4 %
1865	173	30	17,3 %
1866	186	28	15 %
1867	214	46	21 %
1868	175	39	22,2 %

On voit, par ce tableau, que les décès par maladie de poitrine, catarrhe, par phthysie pulmonaire sont, à peu près, le cinquième du nombre total des décès.

Si, maintenant, je compare le chiffre des décès de la ville et de l'Hôpital de Saint-Claude, avec ceux des grandes villes, au point de vue de la phthysie pulmonaire, je trouve les rapports suivants :

Paris, 16,0 décès par la phthysie pulmonaire, sur les décès ordinaires ;

Lyon, 22,2 par la phthysie pulmonaire pour 100 ;

Londres, 12,0 sur la mortalité générale ;

Vienne, en Autriche, 25 pour 100 (1). A Saint-Claude, c'est au printemps qu'il meurt le plus grand nombre de phthysiques ; c'est à la fin d'avril et en mai que l'on constate le chiffre le plus élevé, et c'est en automne que la mortalité des phthysiques offre le chif-

(1) Eléments de Statistique et de Géographie médicales.

fre le plus bas : c'est un démenti donné au dicton commun : *gare à la chute des feuilles.*

D'après M. Boudin, les faits se passent de la même manière à Paris et à Londres.

C'est de 15 à 28 et 30 ans que, pour notre ville, se montre le chiffre le plus élevé de mortalité par la phthysie pulmonaire dans les deux sexes ; elle est dominante chez l'homme après 40 ans.

Dans le traitement de la phthysie pulmonaire, on ne peut espérer obtenir de succès que lorsque cette maladie est reconnue dès le début et qu'elle est combattue par un régime sévère et par l'usage des moyens hygiéniques bien dirigés. Je suis fondé à croire que si, dès le début de la maladie, on détruisait l'irritation fixée sur le poumon, en soumettant le malade à l'usage du lait, des mucilagineux, pour toute nourriture, pendant plusieurs mois, on aurait moins à gémir journellement sur le sort de tant de victimes qui doivent leur fin prématurée à leur obstination dans des pratiques dont l'insuccès signale assez le danger.

Je crois à la curabilité de la phthysie pulmonaire : j'en ai acquis la conviction et la certitude sur un nombre très-restreint de sujets, il est vrai, comparé avec le nombre *bien plus grand* d'insuccès, que j'ai pu observer. Les guérisons que j'ai été assez heureux d'obtenir et de constater ont été le résultat de l'emploi bien dirigé, bien suivi, *sans variation aucune* dès le début, d'un régime sévère et de soins hygiéniques bien observés.

J'apporte ces faits incontestables sur la curabilité de la phthysie pulmonaire, et, s'ils avaient besoin d'être appuyés, pour convaincre les incrédules, de démonstrations, de faits pareils, je pourrais les renvoyer au savantes communications faites au Congrès médical de Lyon, en 1864, et aux faits observés en Algérie, cette seconde France, dont l'influence climatérique, salutaire sur la phthysie pulmonaire, est aujourd'hui incontestable.

Les moyens thérapeutiques employés contre cette maladie, un des fléaux les plus terribles qui désolent l'humanité, sont très-nombreux : leur étude ne saurait trouver place dans mon travail. Je dois cependant dire que les découvertes de moyens nouveaux se pressent de tous côtés. Les travaux remarquables de M. Villemin, les recherches de cet habile professeur, n'ont pas démontré, je le sais, que l'hygiène soit désormais en mesure de prévenir la phthysie à l'aide d'un vaccin anti-tuberculeux. Cependant, ces travaux n'en constituent pas moins un fait nouveau, plein d'intérêt.

Ces travaux ont donné lieu à une discussion académique ensuite de laquelle une commission d'hommes éminents a été formée. Il est permis d'espérer que la découverte de moyen puissant et utile sera le résultat des études sur lesquelles cette commission appelle, par un programme publié dans l'*Union médicale*, l'attention et les observations de tous les Médecins, surtout de ceux des petites localités, où il est plus facile de remonter aux antécédents des malades et de constater la cause des accidents de la phthysie, sa marche, en même temps que l'importance des états morbides au milieu des familles.

Je ne quitterai pas le terrain de la phthysie sans dire un mot de l'émigration comme moyen de traitement applicable à cette maladie. Ce moyen est conseillé, depuis quelques années, dans nos Montagnes, comme partout ailleurs : il consiste dans le séjour des malades, pendant un temps plus ou moins prolongé, dans les localités du midi de la France, en Italie, en Algérie.

- Le Médecin peut et doit seul fixer le choix à faire, pour lequel il importe de grouper les divers types de climats, par rapport aux exigences des diverses maladies de poitrine. C'est une étude de localités qui ne saurait trouver sa place dans cet aperçu.

Il serait peut-être bien de dire ici que toutes les parties des montagnes du Jura ne sont pas également désavantageuses au traitement de la phthysie. La ville de Saint-Claude, par son altitude et l'exposition heureuse de deux de ses quartiers (le Chapitre, les Perrières), est très-habitable avec les conditions hygiéniques ordinaires. La température moyenne est peu éloignée de celle des villes qui sont recommandées et qu'on lui préfère : plusieurs malades, entre autres feu Mgr l'Evêque de Cahors, M. Peschoux, m'ont affirmé n'avoir pas eu besoin de se vêtir plus à Saint-Claude que dans certaines stations d'Italie, à Rome, par exemple.

Pour les malades dont la fortune ne permet pas l'émigration, il est plusieurs villages, presque aux portes de la ville : Saint-Lupicin, Septmoncel, La Moura, Les Moussières, etc., dont l'exposition hygiénique est si favorable, qu'elle devrait fixer l'attention des Praticiens de Saint-Claude et des environs, pour y envoyer leurs malades pendant la belle saison.

Ces villages ainsi que les granges et hameaux voisins, offrent certainement aux phthysiques toute l'hygiène désirable, leur position topographique les met à l'abri des chaleurs accablantes de l'été.

L'altitude est un point important pour les fonctions respiratoires ; les personnes qui ont ce qu'on appelle la poitrine délicate, irritable, qui s'enrhument facilement, ont besoin d'une atmosphère dont la pression ne soit pas trop forte.

Tous les observateurs sont d'accord sur ce point. C'est ainsi que M. Lombard, de Genève (1), en étudiant l'influence physiologique des climats alpestres, a constaté que lorsque la localité choisie pour y demeurer ne dépassait pas 1,000 à 1,500 mètres, la respiration devenait plus libre, la circulation plus régulière et la digestion plus facile ; que, partant, il en résultait une hématose plus complète et une assimilation plus active.

J'ai appris, par une observation rigoureuse, qu'un

(1) Les climats des montagnes, considérés au point de vue médical.

grand nombre de maladies sont améliorées par le séjour sur nos montagnes, dont l'air vif convient en particulier aux convalescents affaiblis par une longue maladie et peut combattre avantageusement la phthysie pulmonaire, sans fièvre hectique, le catarrhe, l'athsme, etc.

J'ajoute que pour la curation de ces maladies, il existe un précieux adjuvant dans les émanations résineuses que l'on respire au milieu des forêts de sapin. Cette atmosphère balsamique exerce une influence très-salutaire sur la sécrétion bronchique qu'elle contribue à rendre moins abondante.

La phthysie pulmonaire fait dans nos Montagnes, dans la ville surtout, de si nombreuses victimes à la fleur de l'âge, que j'ai cru devoir entrer dans ces quelques détails. Je passerai plus légèrement sur les autres maladies communes à Saint-Claude.

Les affections catarrhales des bronches attaquent presque tout le monde, dans les mois de novembre, décembre, mars et avril, saisons de l'humidité et du froid. Les variations de température, si fréquentes dans une même journée, sont sans doute la principale cause de ce fléau si fâcheux sur nos Montagnes; la constitution lymphatique de l'habitant de la ville contribue aussi beaucoup au développement et à la propagation du mal.

CATARRHE PULMONAIRE. — Le catarrhe pulmonaire est une des maladies les plus communes parmi nous;

il se déclare surtout en automne et en hiver, chez les vieillards et les personnes faibles; il est quelquefois accompagné d'une autre affection, et particulièrement d'une maladie du cœur. Ces catarrhes passent souvent à l'état chronique chez les vieillards surtout : c'est là pour eux une des principales causes de leur fin.

Si la cause commune ou présumée du catarrhe fournit quelques indications spéciales, on doit en tenir grand compte et recommander, dans tous les cas, comme moyens auxiliaires, puissants, l'usage de vêtements de flanelle sur la peau, les frictions sèches, l'habitation dans une chambre exposée au midi, mieux encore, le séjour dans un climat plus doux.

PNEUMONIE. — Les pneumonies ne se montrent pas également dans tous les temps : elles règnent particulièrement à la fin de l'hiver, au printemps et au commencement de l'été; elles sont fort rares dans la seconde moitié de cette saison et pendant l'automne.

Il est d'observation exacte que les pneumonies sont plus communes dans les pays froids et dans les lieux secs et élevés. Relativement à ce dernier point, j'ai très-souvent remarqué, à Saint-Claude, que cette maladie se présente sous forme catarrhale, au faubourg Marcel, plus bas, plus humide que la ville, au lieu que dans les quartiers plus élevés, le Chapitre, le Château, etc., elle s'y montre plutôt sous la forme de pleuro-pneumonie très-intense.

J'admets parfaitement le concours des causes pré-
disposantes, mais je me suis trouvé si souvent dans
la nécessité de reconnaître l'influence fâcheuse du
passage brusque d'une atmosphère fortement chauffée
(la chaleur des poëles de fonte) à celle qui l'est beaucoup moins, que je saisis cette occasion pour signaler comme la cause la plus fréquente des pneumonies,
des pleurésies, par la mauvaise habitude que l'on a,
dans notre pays, d'élever, à certains moments ou
intervalles, à un haut degré, la température des logements.

COQUELUCHE. — La coqueluche, cette toux particulière aux enfants, apparaît parmi nous à des époques
plus au moins éloignées : on la voit naître à la fin
de l'automne et au commencement du printemps; je
ne l'ai jamais vue assez répandue pour constituer une
épidémie.

Le meilleur préservatif contre la coqueluche, le
plus souvent épidémique partout ailleurs que dans
nos Montagnes, serait d'accoutumer progressivement
et de bonne heure les enfants à l'action des vents
frais, au lieu de les étouffer dans la chaleur des
appartements pour les exposer ensuite, sans transition et avec le plus grand danger, à l'action du froid
et de l'humidité.

L'HYDROTHORAX. — On rencontre assez fréquemment l'hydropisie de poitrine, dans les Montagnes

du Jura, surtout à Saint-Claude, chez les femmes parvenues à l'âge que l'on est convenu d'appeler *critique*. Les rhumes, les catarrhes chroniques, les pleurésies latentes, qui précèdent presque toujours son invasion, ne sont que les effets des causes propres à la développer, tels les travaux pénibles, prolongés pendant la nuit et pendant les jours humides ; le séjour dans des habitations froides, malsaines, une nourriture peu substantielle, la privation de vêtements appropriés à la rigueur des saisons.

L'hydrothorax est presque toujours incurable, par la raison que, généralement, on s'attache uniquement à combattre l'épanchement thoracique, sans s'occuper de la cause primitive qui la produit, dans le petit nombre des cas, même où la maladie est encore accessible aux secours de l'art.

Croup. — Nom Ecossais, qui signifie *étranglement*, généralement adopté par les Médecins de tous les pays pour désigner une inflammation du larynx et de la trachée-artère, caractérisée par la formation d'une fausse membrane. Le croup est heureusement fort rare à Saint-Claude, de même que dans les Montagnes qui environnent la ville. Il est souvent confondu, chez les enfants, avec l'angine diphthérique, à cause de l'analogie de certains symptômes. Il n'attaque pas, en général, les enfants de faible constitution, au contraire.

La voix croupale est presque connue de toutes les

mères. Quoique fort rare, ainsi que je l'ai dit, il importe de rappeler, ici, les faits qui intéressent les familles, sans nous occuper de la thérapeutique.

Au premier indice de l'invasion du croup, il faut aussitôt appeler le Médecin : le temps presse et le prompt secours donne seul un grand espoir de succès. Pour les soins à donner, il est indispensable de les continuer avec persévérance, même en présence d'accidents faisant prévoir une fin prochaine.

Par la persévérance de ces soins, donnés jusqu'au bout, j'ai moi-même sauvé un enfant, contre toute espérance. Cependant plusieurs de mes confrères, plus heureux que moi, m'ont affirmé avoir vu, au dernier moment, survenir une crise salutaire, et la presse médicale en cite plusieurs exemples.

Fièvre thyphoïde. — Les faits et les observations cités par Pinel dans sa Nosographie, m'ont paru toujours les plus propres à donner une idée exacte de la fièvre thyphoïde, appelée alors adynamique.

Cette fièvre offre bien des variétés. Depuis 50 années, je ne l'ai observée à Saint-Claude qu'à l'état sporadique, bien qu'elle ait eu quelquefois de la tendance à devenir épidémique. Elle sévit également chez les deux sexes. Cependant, il semble que les femmes y soient moins exposées. Cette fièvre est moins fréquente dans les pays chauds; en Algérie, par exemple, elle est excessivement rare chez les Arabes. On a observé que les Européens, après un acclimatement d'un ou deux ans, arrivent à jouir de la même immunité.

Cette affection redoutable ne se lie nullement aux influences locales. Les causes qui peuvent lui donner naissance sont individuelles ou accidentelles.

Il est bien prouvé que la fièvre thyphoïde peut frapper l'homme à toutes les époques de sa vie ; et parmi les prédispositions particulières à chaque âge, je citerai, en première ligne, la période comprise de 4 à 12 ans, de 12 à 30 : une santé plus ou moins forte, une constitution plus ou moins solide, le tempérament nerveux, héréditaire ou acquis spécialement.

Les causes premières sont généralement inappréciables ; la fièvre thypoïde est une maladie miasmatique, soit un véritable empoisonnement par les miasmes animaux. Cette fièvre suit l'homme à la trace : elle s'attache aux vêtements, aux murs humides, au sol détrempé, aux détritus animaux et végétaux : de là l'indication sûre et certaine que, pour la prévenir et la combattre efficacement, il faut répandre abondamment dans les villes, les villages, les hameaux, même les habitations isolées, enfin partout, l'air, l'espace, l'eau et la lumière.

Le fait d'empoisonnement miasmatique par les émanations du corps n'est pas contestable : les exemples n'ont pas manqué dans les prisons en Angleterre et en France, dans certaines casernes et quelques lycées et colléges que l'on a été obligé d'évacuer, afin de remédier à la propagation des fièvres thyphoïdes.

J'ai eu à constater, chaque année, dans l'arrondissement, des cas de fièvre thyphoïde propagée par infection, notamment dans les familles pauvres occupant des logements nouvellement construits et encore humides, ou anciens et peu éclairés, manquant, sous le rapport hygiénique, de toutes les conditions nécessaires auxquelles on se conforme heureusement mieux dans nos pays, depuis quelques années. Dans tous ces cas, l'expression adynamique et la marche insidieuse de la maladie dénotaient une étiologie (cause) locale particulière.

Inutile d'entrer ici dans la symptomatologie générale d'une affection si connue, quoiqu'il puisse bien arriver que les Médecins ne soient pas toujours d'accord pour les dénominations à donner à tel ou tel groupe de symptômes.

Quant au traitement, j'ai pu me convaincre, depuis 50 ans que j'observe des malades, surtout à l'Hôpital que je dirige et où je donne tous mes soins depuis 20 ans, que l'exécution stricte des préceptes de l'hygiène, dans une population et chez la famille, a toujours pour conséquence la diminution de fréquence de la fièvre thyphoïde, dont la nature est, je le répète, éminemment infectieuse.

ANGINES. — Je ne dirai rien des angines guthurales, tonsillaires, pharingées, œdémateuses, etc., parce qu'elles n'ont rien présenté de particulier, ni de remarquable, sous le rapport du nombre des malades.

Je ne veux parler, dans ce *paragraphe, que de l'angine diphthérique*. Elle se montre à Saint-Claude plutôt en automne, au printemps, qu'en hiver et en été. Les temps humides et froids contribuent puissamment à son développement; j'ai toujours trouvé cette angine à l'état sporadique et je n'ai pas rencontré un nombre assez grand de personnes atteintes, à la fois, pour dire qu'elle ait pris la forme épidémique. Si je ne l'ai point observée à Saint-Claude sous forme épidémique, il n'en a pas été de même dans les autres cantons où elle a sévi, en 1864, d'une manière générale et a fait de nombreuses victimes, notamment dans le canton de Moirans et celui de Clairvaux, chez les enfants, sur lesquels le Médecin ne peut que très-difficilement faire un examen utile. L'angine diphthérique, dans bien des cas, a été prise pour le croup, à cause de l'analogie (ressemblance), de certains symptômes. Quoique d'une manière générale, moins grave que le croup, l'angine diphthérique réclame des soins immédiats et un traitement très-actif qui ne peut être bien dirigé que par un Médecin.

Pendant la convalescence des malades que j'ai pu suivre, et de ceux dirigés par mes confrères, on a observé, chez quelques-uns, de la dysphagie, du nazonnement, de la difficulté de succion; chez quelques autres, de l'aphonie avec paralysie du voile du palais, et, à Moirans, de la cécité complète chez une jeune fille âgée de 17 ans.

Je note ici, pour mémoire seulement, ne l'ayant

observé qu'une fois, que la paralysie du voile du palais offrait une gravité telle que le malade ne pouvait se nourrir. J'ai rencontré deux fois cette grave complication, mais moins violente, dans une angine simple.

Ces accidents n'ont paru réellement céder qu'aux frictions autour du col, avec un liniment ammoniacal, un gagarisme au quinquina et un régime tonique.

Comme particularité dans le traitement, il n'est pas inutile que je consigne ici un cas de cette maladie observé dans le canton de Clairvaux. Le malade qui fait le sujet de cette observation, recevait les soins éclairés du docteur Vincent : il n'a voulu, pendant tout le cours de sa maladie, que du vin pur et a bu à plein verre, jusqu'à deux litres par jour, et il a guéri. Il faut ajouter que le docteur Vincent le cautérisait, tous les jours, une fois.

DIARRÉE. DYSSENTERIES. — Sur la fin de l'été et au commencement de l'automne, on voit se déclarer, toutes les années, un assez grand nombre de diarrhées, dysenteries : je ne les ai jamais vu dégénérés en cholérine.

On attribue généralement ces accidents à l'abus des fruits incomplètement mûrs, à l'ingurgitation d'une grande quantité d'eau, quand le corps est en sueur ; à la qualité des eaux, dont les sources sont très-basses pendant les chaleurs, et à celle des eaux de citernes (puits) que l'on est réduit à boire dans la haute région ; enfin , à des refroidissement et à l'air frais qui règne dans nos Montagnes le soir et le matin des journées les plus chaudes. Je dirai encore que le défaut de toutes les précautions hygiéniques, de la part des habitants, y est aussi pour beaucoup.

Laissant à part la thérapeutique (traitement) des diarrhées et dyssenteries, traitement qui doit et peut varier suivant l'état, les circonstances, les dispositions de chaque individu, je conseillerai, pendant la durée des chaleurs, de porter constamment, une large ceinture de flanelle appliquée immédiatement sur la peau (sur le ventre). Quelques soldats, préservés des dyssenteries et diarrhées pendant leur séjour en Algérie, de retour dans leur famille, ont déjà accoutumé les habitants de quelques communes de nos montagnes à user de ce moyen préservatif, qu'une longue expérience a prouvé être le meilleur.

CHOLÉRA. — Je n'ai rien à dire du choléra, parce qu'il n'a jamais paru à Saint-Claude ; l'on n'a pas le choléra, comme on a la fièvre thyphoïde et la rougeole.

CHOLÉRINE. — Il n'y a pas actuellement, en ville et dans la Montagne, de nom de maladie plus souvent répété que celui de cholérine : ce mot est dans toutes les bouches, depuis quelques années. Aussitôt qu'une personne a quelques douleurs abdominales, elle dit vite qu'elle a la cholérine ; eh bien ! je dois cependant dire que cette affection, *avec ses caractères propres,*

je ne l'ai point encore rencontrée dans nos Montagnes
ni à Saint-Claude; cependant plusieurs de mes Confrères m'ont pourtant affirmé en avoir observé quelques cas en 1867 et 1868, pendant les chaleurs de l'été.

MALADIE DU FOIE. — L'hépatite (maladie de foie),
suite fréquente de la dyssenterie, se voit rarement à
Saint-Claude. On observe des ictères plus ou moins
graves, durant les chaleurs de l'été; mais, en général
ces maladies sont relativement peu fréquentes. Elles
n'offrent d'ailleurs point, dans nos Montagnes, la
gravité qu'elles acquièrent dans les pays chauds; il est
bien heureux qu'il en soit ainsi, car les fortunes, si
modestes de notre pays, ne permettraient qu'à un
bien petit nombre de malades d'aller à Vichy ou
ailleurs chercher des soulagements.

HYPERTHROPHIE DE LA RATE. — Cette affection, la
seule connue de cet organe, je ne l'ai jamais vue en
ville ni dans aucune des communes de l'arrondissement.

ALBUMINURIE. — Cette maladie est souvent concomi-
tante avec l'ascite. Elle est très-rare à Saint-Claude et
dans tout l'arrondissement; je l'ai rencontrée, depuis
1850, cinq fois seulement.

DIABÈTE. — Cette affection, principalement caractérisée par une excrétion excessivement abondante

10

d'urine plus ou moins chargée de matière sucrée, est, pour ainsi dire, inconnue sur le premier plateau du Jura. On la rencontre plutôt en ville et dans la classe aisée.

Goutte. — La goutte, sans être comme on le dit, la maladie des riches, est plus fréquente chez les personnes aisées. On la voit rarement à Saint-Claude et dans les Montagnes. Ses principales causes sont : l'hérédité, les professions sédentaires, une nourriture trop riche. Ces causes expliquent déjà la rareté de la goutte chez les habitants des hautes régions, lesquels habitants se trouvent naturellement dans cette hygiène spéciale qui doit, en tête de ses préceptes, recommander l'habitation d'un lieu sec, élevé, d'un air vif, l'exercice à pied sur les montagnes, comme un régime plutôt végétal qu'azoté (animal). Nos Montagnards sont dans toutes ces conditions : ils doivent même, soit par goût, soit à cause de leur modeste fortune, s'abstenir des vins préjudiciables aux goutteux (1), et s'en tenir aux vins légers et moins chers du Jura, qui se bonifient à l'air des montagnes et par leur transport.

Scrofules. — Les scrofules sont communes à Saint-Claude. Cette affection, sous des noms différents, se rencontre principalement chez les enfants

(1) Les vins de Bourgogne, du Beaujolais.

de la classe la moins éclairée du peuple. On attribue, généralement la cause et le développement de cette affection diathésique à l'humidité du climat. Ce n'est là, assurément, pour quelques parties de la ville de Saint-Claude, qu'une influence très-secondaire. L'habitation resserrée et peu éclairée, où l'air est vicié par différentes causes, une alimentation peu réparatrice pour le jeune âge, les croisements irréfléchis de familles dans un âge peu avancé, constituent une série d'influences fâcheuses encore favorisées par une organisation dont le tempérament lymphatique forme la base. Toutes choses égales d'ailleurs, les scrofules sont plus communes chez les habitants de la ville que chez ceux des communes rurales. Les recherches statistiques sur les causes d'exemption de service militaire à Saint-Claude (ville), disent assez que les scrofules y sont très-communes.

Énoncer les causes qui donnent lieu au développement des scrofules et agissent aussi sur la production du rachitisme, du carreau, maladies presque particulières aux enfants, c'est en indiquer le traitement hygiènique avec toutes ses modifications.

CANCER. — Les cancers du sein, de l'utérus chez la femme, des testicules et des lèvres, chez l'homme, comme ceux du pylore et du rectum, dans les deux sexes, sont ceux que j'ai pu observer dans notre pays, où ils sont relativement rares et cause de mort, dans une certaine proportion, surtout chez les femmes.

ANASARQUE. — Cette hydropisie sous-cutanée est très-rare dans notre pays et surtout peu dangereuse; elle succède le plus souvent à quelques exanthèmes.

CHLOROSE. — Elle est presque inconnue dans nos Montagnes; on la rencontre assez fréquemment en ville, chez les jeunes personnes dont l'éducation morale et intellectuelle a été peu surveillée, et chez celles qui ont manqué de soins physiques, ou qui sont nées de parents trop âgés, valétudinaires, ou encore affligés d'une prédominance lymphatique. Son traitement peut et doit varier suivant qu'elle est la suite d'une excitation ou d'une atonie des organes génitaux ou d'une déviation de l'irritabilité sur un organe éloigné.

LEUCORRHÉE. — Cette affection, qui peut être regardée comme endémique dans certaines contrées, comme la Hollande, est plus commune à Saint-Claude qu'on ne pourrait le croire, d'après la constitution atmosphérique de l'endroit. Cette maladie, quoique bénigne en apparence, réclame toute la sollicitude du Médecin. Ses nuances, ses causes diverses doivent faire bannir de son traitement toutes ces pratiques routinières qui ne se basent que sur l'emploi des toniques ou des astringents. Si l'on observe, aux approches soit à l'époque de la ménaupose (âge critique), parmi les personnes du sexe, de fréquentes affections utérines, la cause ne peut en être attribuée

qu'aux leucorrhées chroniques, dans lesquelles les
personnes atteintes ont langui plusieurs années. J'ai
pu constater ces faits, nombreuses fois, dans une des
salles de notre Hôpital.

MALADIES DU CŒUR. — Les travaux pénibles auxquels les habitants de nos Montagnes sont obligés
de se livrer sur des terrains toujours difficiles et
montueux, devraient, ce semble, les disposer aux
maladies du cœur et de ses enveloppes : il n'en est
cependant pas ainsi. Ces maladies sont rares parmi
eux ; elles figurent en très-petite proportion, comme
cause de mort.

La fréquence, la multiplicité des rhumatismes dans
les Montagnes du Jura, sembleraient encore rendre,
parmi nous, plus fréquentes les lésions du cœur, qui
succèdent presque toujours à la disparition des accidents rhumatismaux, soit dans les articulations, soit
dans d'autres points de l'appareil fibro-musculaire :
de là l'expression vulgaire de : « rhumatisme re-
monté vers le cœur ou dans le cerveau. »

RHUMATISMES. — Le rhumatisme est un état diathésique, une maladie générale qui se localise dans certains points de l'organisme : il doit être classé parmi
les maladies les plus communes à Saint-Claude et
dans les Montagnes du Jura. La ville, par sa proximité des montagnes qui la dominent, par le voisinage de deux rivières, par l'humidité qui résulte de

l'infiltration permanente des eaux dans le sous-sol, le défaut de lumière, d'air chez la plupart des familles ouvrières qui n'ont, le plus souvent, qu'une seule chambre, subit ainsi autant de causes propres à produire les différentes formes de rhumatismes dont la malheureuse fréquence ne saurait être niée.

Ces causes générales agissent sur l'ensemble de la population, au lieu que les causes résultant de l'influence de la nature des vêtements, n'agissent que sur l'individu. De là, la nécessité de chercher, dans les vêtements, une protection efficace, de conseiller aux habitants la laine appliquée immédiatement sur la peau qu'elle protège et dont elle excite très-efficacement les fonctions.

Le rhumatisme doit être combattu par les moyens hygiéniques, tant qu'il est contenu et reste dans certaines limites, au-delà desquelles la thérapeutique doit nécessairement intervenir. L'observation stricte des principes de l'hygiène peut retarder longtemps l'explosion des accidents rhumatismaux, dont on peut voir à Saint-Claude (ville) les différentes formes chez les vieillards.

Névroses. Hystérie. — Elles ne sont en général observées à Saint-Claude et sur les Montagnes du Jura que chez les personnes d'un tempérament fatigué par des excès, par des peines morales. Elles sont rarement la suite d'une constitution primitive. La température atmosphérique de Saint-Claude qui ne

franchit qu'exceptionnellement les degrés extrêmes,
est en effet peu propre au développement des affections nerveuses.

MALADIES DE LA PEAU. — Les hommes, à Saint-
Claude, éprouvent peu de maladies qui leur soient
propres, particulières; pourtant, les maladies de la
peau semblent se développer chez eux, de préférence.
Toutes les classes n'y sont pas également sujettes.
Les ouvriers sont ceux chez lesquels elles sont observées le plus souvent. Un régime diététique mal réglé,
l'abus de boissons spiritueuses, ainsi que les intem-
péries des saisons paraissent être la cause de leur
production.

Les maladies de la peau, depuis quelques années,
ont diminué dans une proportion remarquable : les
améliorations hygiéniques déjà opérées pour l'assainissement de la ville et des communes rurales,
comme encore celles apportées dans les domiciles,
et les soins de propreté et le régime mieux entendu
des habitants, en sont certainement la cause.

Les améliorations opérées ont embelli la ville en
l'assainissant, et celles qui sont signalées paraissent
reliées à des vues hygiéniques très-bien comprises.
Je pense pouvoir prédire dans un avenir prochain
des modifications avantageuses dans l'organisation
physiologique de la population qui s'accroîtra dans
un milieu hygiénique plus satisfaisant que par le
passé ; je puis d'autant mieux le prédire, que, dans

notre ville et nos montagnes, comme ailleurs, les
préceptes de l'hygiène, comme d'autres, sont plus
connus et mieux compris.

CROUTES LAITEUSES. — Je crois devoir ajouter, en
finissant, que parmi les maladies de l'enfance, aucune
n'est plus répandue que les croûtes laiteuses ; on les
rencontre chez le riche où les règles de l'hygiène sont
le moins violées, aussi bien que chez l'indigent où
tout conspire pour les faire naître.

AFFECTIONS VERMINEUSES. — Dans nos Montagnes
comme ailleurs, on fait jouer aux vers, dans la production des maladies des enfants, un rôle si grand,
que les mères de familles attribuent à ces derniers
la plupart des maladies de leurs enfants.

Je ne nie cependant pas d'une manière absolue
l'existence fréquente des affections vermineuses dans
le jeune âge; mais, trop souvent, on en exagère le
nombre au détriment de la santé de ces pauvres
petits, en les gorgeant de drogues, de médicaments
si improprement dits anti-vermineux.

Tel est, d'une manière générale et sommaire, le
tableau des maladies les plus communes dans la ville
de Saint-Claude et dans l'arrondissement.

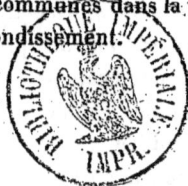

TABLE.

—

TABLE

TABLE

Saint-Claude, impr. de vᵉ Enard.

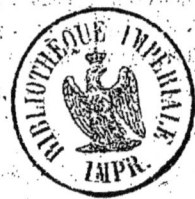